U0305539

外科诊疗与医学护理实践研究

张艳飞　张术波　衣兰磊◎主编

汕頭大學出版社

图书在版编目（CIP）数据

外科诊疗与医学护理实践研究 / 张艳飞，张术波，
衣兰磊主编. -- 汕头：汕头大学出版社，2021.12
　　ISBN 978-7-5658-4549-9

　　Ⅰ．①外… Ⅱ．①张… ②张… ③衣… Ⅲ．①外科—
疾病—诊疗②护理学 Ⅳ．①R6②R47

中国版本图书馆CIP数据核字(2021)第267596号

外科诊疗与医学护理实践研究
WAIKE ZHENLIAO YU YIXUE HULI SHIJIAN YANJIU

主　　编：张艳飞　张术波　衣兰磊
责任编辑：邹　峰
责任技编：黄东生
封面设计：梁　凉
出版发行：汕头大学出版社
　　　　　广东省汕头市大学路243号汕头大学校园内　邮政编码：515063
电　　话：0754-82904613
印　　刷：三河市嵩川印刷有限公司
开　　本：710mm×1000 mm　1/16
印　　张：16.5
字　　数：280 千字
版　　次：2021 年 12 月第 1 版
印　　次：2022 年 2 月第 1 次印刷
定　　价：158.00 元
ISBN 978-7-5658-4549-9

前　言

随着现代分子生物学、影像学、材料学等的飞速发展，外科的诸多理论也出现了革命性的进展。同时，由于国外、国内同行之间交流的不断增进，许多新技术和新方法在临床上得到了推广和应用，极大地推动了现代外科诊断和治疗水平与基础医学的不断提高和发展。能否及时熟练地掌握相关的知识并融会贯通于临床实践对于一名医生来说至关重要，甚至可以说是一把评价合格与否的标尺。因此，我们特组织编写了此书。

本书对乳腺炎性疾病、乳腺发育和增生疾病、乳腺良性肿瘤、乳腺癌、眼科手术概述、眼睑疾病、眼眶疾病做了详细论述，全书内容新颖，实用性强，具有科学性和可操作性，可供外科医生与医学生参考使用。本书编委均是高学历、高年资、精干的专业医务工作者，他们参考了国内外大量文献典籍，反复修改校对，在此对各位同道的辛勤笔耕和认真校对深表感谢。

由于作者精力和水平有限，不足之处在所难免，欢迎广大读者多提宝贵意见，以便再版时修正。

目　录

第一章　乳腺的炎症性疾病

第一节　急性乳腺炎

急性乳腺炎是由细菌感染所致的乳腺的急性炎症，大多数发生在产后哺乳期的3～4周内，尤以初产妇多见。病原菌大多为金黄色葡萄球菌（简称"金葡萄"），少数是链球菌。病菌一般从乳头破口或皲裂处侵入，也可直接侵入乳管，进而扩散至乳腺实质。一般来讲，急性乳腺炎病程较短，预后良好，但若治疗不当，也会使病程迁延，甚至可并发全身性化脓性感染。

一、病因和病理

（一）乳汁淤积

乳汁的淤积有利于入侵的细菌的繁殖。原因有：乳头过小或内陷，孕妇产前未能及时纠正乳头内陷，妨碍哺乳；婴儿吸乳困难；乳汁过多，产妇未能将乳房内的乳汁及时排空，或排空不完全；乳管不通或乳管本身炎症或肿瘤及外在的压迫；胸罩脱落的纤维也可以堵塞乳管引起乳腺炎。

（二）细菌入侵

急性乳腺炎的感染途径：致病菌直接侵入乳管，上行到腺小叶，腺小叶中央有乳汁潴留，使细菌容易在局部繁殖，继而扩散到乳腺的实质引起炎症反应；金黄色葡萄球菌感染常常引起乳腺的脓肿，感染可沿乳腺纤维间隔蔓延，形成多房性的脓肿；致病菌直接由乳头表面的破损、皲裂侵入，沿着淋巴管迅速蔓延到腺叶或小叶间的脂肪、纤维组织，引起蜂窝织炎。金葡菌常常引起深部的脓肿，链球菌感染往往引起弥散性的蜂窝组织炎。

二、临床表现

（一）急性单纯性乳腺炎

发病初期阶段，常有乳头皲裂现象，哺乳时感觉乳头有刺痛，伴有乳汁淤积不畅或乳腺扪及有包块，继而乳房出现局部肿胀、触痛，患乳触及痛性肿块，界限不清，质地略硬，进一步发展则出现畏寒、发热、体温骤升、食欲缺乏、疲乏无力、感觉不适等全身症状。

（二）急性化脓性乳腺炎

患乳的局部皮肤红、肿、热、痛，出现较明显的结节，触痛明显，同时患者可出现寒战、高热、头痛、无力、脉快等全身症状。此时在患侧腋窝下可出现肿大的淋巴结，有触痛，严重时可合并败血症。

（三）脓肿形成

由于治疗措施不得力或病情进一步加重，局部组织发生坏死、液化，大小不等的感染灶相互融合形成脓肿。浅表的脓肿极易发现，而较深的脓肿波动感不明显，不易发现。脓肿的临床表现与脓肿位置的深浅有关。位置浅时，早期可有局部红肿、隆起，皮温高，深部脓肿早期局部表现常不明显，以局部疼痛和全身症状为主。脓肿形成后，浅部可扪及有波动感。

脓肿可以是单房性或多房性的，可以先后或同时形成；浅部脓肿破溃后自皮肤破溃口排出脓液，深部脓肿则可通过乳头排出，也可侵入乳腺后间隙中的疏松组织，形成乳腺后脓肿。如果乳腺炎患者的全身症状不明显、局部和全身性的治疗效果不明显时，可行疼痛部位穿刺，抽出脓液即可确诊。

三、影像学表现

急性乳腺炎患者很少需行X线检查，这是因为患者常具有典型的临床表现，外科医师凭此即可做出正确诊断。此外，在乳腺X线投照中常需对乳房施加一定压迫，当有急性炎症时，常使患者难以耐受此种压迫。压迫可增加患者的痛苦，并可能会促使炎症扩散、加重，故对急性乳腺炎患者应尽量避免行X线检查。在少数患者中，为区别急性乳腺炎与炎性乳腺癌而必须做X线摄影时，只可轻施压迫，或采用免压增加千伏投照。MRI和（或）CT检查虽较昂贵，但可免除压迫之苦，是鉴别急性乳腺炎和炎性乳腺癌的首选检查方法。

X线显示，急性乳腺炎常累及乳腺的某一区段或全乳，表现为片状致密浸润阴影，边界模糊。患处表面的皮下脂肪层可显示浑浊，并出现粗大的网状结构。皮肤也显示有水肿、增厚。患乳血运也常显示增加。经抗生素治疗后，上述X线征象可迅速消失而恢复至正常。

四、治疗

（一）早期

注意休息，暂停患侧乳房哺乳，清洁乳头、乳晕，促进乳汁排泄（用吸乳器或吸吮），凡需切开引流者应终止哺乳。局部热敷或用鱼石脂软膏外敷，应用头孢菌素或青霉素类广谱抗生素预防感染。

（二）手术治疗

对已有脓肿形成者，应及时切开引流。对深部脓肿波动感不明显者，可先B超探查，针头穿刺定位后再行切开引流，手术切口可沿乳管方向做放射状切口，避免乳管损伤引起乳瘘，乳晕周围的脓肿可沿乳晕做弧形切开引流。如果有数个脓腔，则应分开脓腔的间隔，充分引流，必要时可做对口或几个切口引流。深部脓肿或乳腺后脓肿，可以在乳腺下皱褶处做弧形切开，在乳腺后隙与胸肌筋膜间分离，直达脓腔，可避免损伤乳管。

1.手术适应证

乳头周围或乳腺周围的炎性肿块开始软化并出现波动感，且B超检查有深部脓肿或脓液穿破乳腺纤维囊进入乳房后蜂窝组织内者，需及时切开引流。

2.术前准备

应用广谱抗生素治疗感染，局部热敷促进脓肿局限化。

3.麻醉与体位

多采用局麻或硬膜外麻醉，患者取仰卧位或侧卧位，有利于彻底引流。局部麻醉镇痛效果差，适于浅表的脓肿引流。

4.手术步骤

乳头平面以上部位的脓肿多做弧形切口，也可做放射状切口。乳头平面以下的脓肿多做放射状切口，切口两端不超过脓肿的边界，否则可引起乳瘘。乳头或乳晕周围的脓肿多做沿乳晕的弧形切口。深部的脓肿可做乳房皱襞下的胸部切口，引流畅通，疤痕少。

针头穿刺，抽出脓液后在脓腔顶部切开，适当分离皮下组织，插入血管钳直达脓腔，放出脓液。

从切口伸入手指分离脓腔间隔，使小间隔完全贯通，排出分离的坏死组织。

等渗盐水或过氧化氢冲洗脓腔，凡士林纱布或橡皮片引流。若脓肿较大，切口较高，则应在重力最佳位置再做切口，便于对口引流或放置引流管引流。

脓液做细菌培养，对慢性乳房脓肿反复发作者应切取脓腔壁做病理检查，排除其他病变。

5.术后处理

伤口覆盖消毒敷料后，应用宽胸带或乳罩将乳腺托起以减轻坠痛感，继续给予抗生素等抗感染治疗，控制感染至患者体温正常。术后第2天更换纱布敷料和引流物。若放置引流管可在每日换药时用等渗温盐水冲洗脓腔。引流量逐渐减少，直到仅有少量分泌物时拔出引流物。术后可热敷或理疗促进炎症浸润块吸收。

6.注意

手术后伤口要及时换药，每1～2日更换1次敷料，保证有效引流，防止残留脓腔、经久不愈或切口闭合过早。创腔可用过氧化氢、生理盐水等冲洗，排除的脓液要送细菌培养，确定是何种细菌感染，指导临床用药。哺乳期应暂停吮吸哺乳，改用吸乳器定时吸尽乳汁。如有漏乳或自愿断乳者，可口服乙底酚5mg，每日3次，3～5日即可。对感染严重伴全身中毒症状者，应积极控制感染，给予全身支持疗法。

五、乳腺炎的预防

要防止乳头破裂，乳头破裂既容易乳汁淤积，又有可能因伤口而发生细菌感染。怀孕6个月以后，每天用毛巾蘸水擦洗乳头。不要让小儿养成含乳头睡眠的习惯。哺乳后，用水洗净乳头，用细软的布衬在乳头衣服之间，避免擦伤。要积极治疗乳头破裂，防止出现并发症。轻度乳头破裂仍可哺乳，但在哺乳后局部涂敷10%复方苯甲酸酊或10%鱼肝油铋剂，下次哺乳前清洗。重度乳头破裂，哺乳时疼痛剧烈，可用乳头罩间接哺乳，或用吸奶器吸出后，用奶瓶哺食小儿。对乳头上的痂皮，不要强行撕去，可用植物油涂，待其变软，慢慢撕掉。防止乳汁淤积，产后应尽早哺乳。哺乳前热敷乳房以促进乳汁通畅。如果产妇感到乳房胀痛更要及时热敷，热敷后用手按捏乳房，提拔乳头。婴儿吸吮能力不足或婴儿食量小而乳汁分泌多者，要用吸奶器吸尽乳汁。宜常做自我按摩。产妇要养成自我按摩乳房的习惯。方法：一手用热毛巾托住乳房，另一手放在乳房的上侧，以顺时针方向转向按摩。如果乳房感到胀痛，或者乳房上有肿块时，手法可以重一些。

第二节　乳腺结核

乳腺结核系由于乳腺组织受结核杆菌感染而引起的乳腺慢性特异性感染，多继发于肺结核、肠结核或肠系膜淋巴结结核，经血行传播至乳房，或是由于临近的结核病灶（肋骨、胸骨、胸膜或腋窝淋巴结等）经淋巴管逆行或直接蔓延引起的，临床较少见。

一、病因和病理

乳腺结核大都是由别处血行转移或直接蔓延所致，其发病机制如下：直接接触感染，也就是结核菌经乳头或乳房皮肤创口直接感染，血行性感染，如肺部结核经血道弥散；邻近灶蔓延，如肋骨、胸骨、胸膜结核的蔓延；淋巴道逆行弥散，同侧腋窝淋巴结、颈锁骨上淋巴结逆行弥散到乳腺。

二、临床表现

本病多见于20～40岁的妇女，病程缓慢。初期乳房内有一个或数个结节，无疼痛或触痛，与周围组织分界不清，常有皮肤粘连，同侧腋淋巴结可以肿大，临床无发热，脓块软化后形成冷脓肿；可向皮肤穿出形成瘘管或窦道，排出有干酪样碎屑的稀薄脓液，少数患者的肿块经纤维化而变成硬块，使乳房外形改变和乳头内陷，有时和乳腺癌不易鉴别。

三、影像学表现

乳腺结核根据X线表现可有3种类型。

（一）浸润型

病变早期，主要为渗出性改变。X线表现为一局限浸润阴影，密度较淡，边界模糊。可累及浅筋膜浅层，造成该处增厚、致密。

（二）结节型

最常见。呈圆、卵圆或分叶状肿物，多数直径为2～3cm，结节边缘光滑、整齐、锐利，部分病例因有病灶周围纤维组织增生而产生毛刺，易被误认为癌。约三分之一病例在结节内可见钙化，呈细砂状，或为少数较大颗粒钙化。少数可有皮肤增厚、乳头内陷等改变。

（三）干酪型

此型多属晚期病变，临床上常有反复破溃流脓史。X线可见病变范围多数广泛，呈片状浸润，浸润区内有多数不规则透亮区，系病灶坏死、液化所致。皮肤常有破溃及透亮区，常合并有乳头内陷。

偶尔结核可能与癌并发。关于两者之间关系有3种可能：①两者并存而并无因果关系，可同时发生，或一先一后；②癌发生在先，因癌瘤造成的组织破坏有利于结核分枝杆菌的生长；③结核在先，因结核的长期慢性炎症刺激而导致发生癌。X线可能显示下述3种情况之一：①同时见到癌性肿块和良性肿块阴影；②仅有癌灶阴影而结核病灶被遮蔽；③主要表现为一良性肿块，但在部分边缘出现浸润、毛刺或其他恶性征象。

四、治疗

乳腺结核确诊后经过正规的治疗，是可以治愈的。增加营养，注意休息，口服抗结核药治疗。病变局限一处且范围小者，可做病灶局部切除或局部象限切除；范围大者可做单纯乳房切除；患侧淋巴结肿大者可一并切除，术后标本常规送病理检查，一般应尽量避免切除乳房。有原发灶的患者在手术后仍需继续抗结核治疗。

第三节　浆细胞性乳腺炎

浆细胞性乳腺炎，简称浆乳，又叫导管扩张症，中医叫粉刺性乳痈，俗称导管炎。浆乳不是细菌感染所致，而是导管内的脂肪性物质堆积、外溢，引起导管周围的化学性刺激和免疫性反应，导致大量浆细胞浸润，故本病称浆细胞性乳腺炎。本病反复发作，破溃后形成瘘管，可以继发细菌感染，长久不愈，所以说是一种特殊的乳腺炎症。

一、病因及病理

浆细胞性乳腺炎的发生与乳头发育不良有关，像乳头内翻、乳头分裂等。内翻的乳头成为藏污纳垢的地方，常有粉刺样东西，有时还会有异味。乳头畸形也必然造成乳腺导管的扭曲、变形，导管容易堵塞。导管内容物为脂性物质，侵蚀管壁造成外溢，引起化学性炎症，大量淋巴细胞、浆细胞反应，形成小的炎性包块。

病灶多在乳晕附近，局部红肿，疼痛，一般不发热，过几天可以自行消退。当劳累、感冒等造成抵抗力低下时再次发作，但一次比一次重，肿块逐渐变大，红肿，容易误认为是小脓肿，或用抗生素治疗，导致最后切开引流形成瘘管，难以愈合。有时红肿也可自行破溃，长久不愈。发生于中老年妇女的浆细胞性乳腺炎，多是导管扩张、导管壁退行性改变所致。病灶还可多处发生，形成多个瘘管，甚至彼此相通，乳房千疮百孔，很像乳腺结核。肿块如果离乳头较远，与皮肤发生粘连，很容易误诊为乳腺癌。

二、临床表现

浆细胞性乳腺炎发病突然，发展快。患者感觉乳房局部疼痛不适，并可触及肿块。肿块位于乳晕下或向某一象限伸展。肿块质硬、韧，表面呈结节样，边界欠清，与胸壁无粘连。有的乳房皮肤有水肿，可呈橘皮样改变，一般无发热等全身症状。乳头常有粉渣样物泌出，有臭味。少数患者伴乳头溢液，为血性或水样，还可伴患侧腋下淋巴结肿大。晚期肿块发生软化，形成脓肿。脓肿破溃后流出混有粉渣样脓汁，并形成瘘管，创口反复发作形成瘢痕，使乳头内陷。浆细胞性乳腺炎的临床表现多种多样，有的患者仅仅表现为长期乳头溢液，或仅仅表现为乳头内陷，少数患者表现为局部肿块，持续达数年之久。

三、影像学表现

乳管扩张症的X线表现也随病变早晚而异。

病变主要位于乳头或乳晕下区，或在乳晕附近。早期时，大乳管呈蚯蚓状扩张，宽为0.3～0.5cm，甚者可达1～2cm或更宽，周围有纤细的囊壁。扩张的管腔内含有脂肪物质而显示高度透亮。正面观时，则表现为薄壁透亮的蜂窝样阴影。

当病变后期有炎性反应时，X线则表现为乳晕下密度均匀或不均的浸润阴影，边缘模糊而无明确的境界，也可能伴有火焰状或丝状凸起。皮肤可因水肿、炎症而显示轻度增厚。乳头可在扩张导管内的细胞残屑或黏稠脂酸结晶中，有时可发生钙化。X线表现为砂粒状或圆形钙化，大致沿乳导管走行方向稀疏分布。若管壁发生钙化，则呈平行短棒状。

乳导管造影对本病有很大的诊断价值。造影时可见数支大乳管呈中度或高度扩张，扩张明显者可略呈扭曲走行。当扩张的管壁内充满黏稠分泌物时，可造成不规则形态的充盈缺损，此时应注意与乳头状瘤或气泡造成的充盈缺损鉴别。因纤维增生牵拉而内陷。

四、鉴别诊断

本病需要与以下疾病鉴别。

（一）乳腺增生症

乳腺增生症是女性最常见的乳房疾病，其发病率占乳腺疾病的首位，其临床表现如下。

1.乳房疼痛

常为胀痛或刺痛，可累及一侧或两侧乳房，以一侧偏重多见。疼痛严重者不可触碰，甚至影响日常生活及工作。疼痛可向同侧腋窝或肩背部放射，常于月经前数天出现或加重，行经后疼痛明显减轻或消失；疼痛也可随情绪变化、劳累、天气变化而波动。这种与月经周期及情绪变化有关的疼痛是乳腺增生临床表现的主要特点。

2.乳房肿块

肿块可发于单侧或双侧乳房内，单个或多个，一般好发于乳房外上象限。表现为大小不一的片状、结节状、条索状等，其中以片状为多见。边界不明显，质地中等或稍硬，与周围组织无粘连，常有触痛。大部分乳房肿块也有随月经周期而变化的特点，月经前肿块增大变硬，月经来潮后肿块缩小变软。

3.乳头溢液

少数患者可出现乳头溢液，为自发溢液，多为淡黄色或淡乳白色，也有少数患者经挤压乳头可见溢出溢液。如果出现血性或咖啡色溢液需要谨慎。

乳腺B超及钼靶X线对鉴别诊断有一定的帮助。穿刺活检或局部切取活检可确诊。

（二）乳腺纤维腺瘤

乳腺纤维腺瘤是乳腺疾病中最常见的良性肿瘤，可发生于青春期后的任何年龄，多在20～30岁。乳房肿块是本病的唯一症状，多为患者无意间摸到或体检才检查出来，一般不伴有疼痛感，也不随月经周期而发生变化。好发于乳房的外上象限，腺瘤常为单发，也有多发者，呈圆形或卵圆形，直径以1～3cm较为多见，偶可见巨大者。表面光滑，质地坚韧，边界清楚，与皮肤和周围组织无粘连，活动度大。腋下淋巴结无肿大。B超及钼靶X线可发现边界清楚的包块，不伴有浸润现象，切除活检可确诊。

（三）乳腺癌

乳腺癌是女性排名第一的常见恶性肿瘤。乳房肿块是乳腺癌最常见的表现，其次是乳头溢液。乳头溢液多为良性改变，但对50岁以上有单侧乳头溢液者应警惕发生乳癌的可能性。乳头凹陷、瘙痒、脱屑、糜烂、溃疡、结痂等湿疹样改变常为乳腺佩吉特（Paget）病的临床表现。肿瘤侵犯皮肤的Cooper韧带，可形成"酒窝征"。肿瘤细胞堵塞皮下毛细淋巴管，造成皮肤水肿，而毛囊处凹陷形成"橘皮征"。当皮肤广泛受侵时，可在表皮形成多个坚硬小结节或小条索，甚至融合成片，如病变延伸至背部和对侧胸壁可限制呼吸，形成铠甲状癌。炎性乳腺癌会出现乳房明显增大，皮肤充血红肿、局部皮温增高。另外，晚期乳腺癌会出现皮肤破溃，形成癌性溃疡。本病还可有腋窝淋巴结肿大：同侧腋窝淋巴结可肿大，晚期乳腺癌可向对侧腋窝淋巴结转移引起肿大；另外，有些情况下还可触到同侧和或对侧锁骨上肿大淋巴结。钼靶X线：乳腺癌在X线片中病灶表现形式常见有较规则或类圆形肿块、不规则或模糊肿块、毛刺肿块、透亮环肿块四类。乳腺钼靶对于细小的钙化敏感度较高，能够早期发现一些特征性钙化（如簇状沙粒样钙化等）。乳腺B超：B超扫描能够鉴别乳腺的囊性与实性病变。乳腺癌B超扫描多表现为形态不规则、内部回声不均匀的低回声肿块，彩色超声可显示肿块内部及周边的血流信号。B超扫描可发现腋窝淋巴结肿大。动态增强核磁共振：核磁检查是软组织分辨率最高的影像检查手段，较X线和B超有很多优势，可以旋转或进行任意平面的切割，可以清晰显示微小肿瘤。肿瘤微血管分布数据可以提供更多肿瘤功能参数和治疗反应。

五、治疗

（一）非手术治疗

1.适应证

（1）年龄30岁以下或55岁以上者。

（2）红肿、疼痛明显的急性阶段。

（3）肿块不明显、病程短于3周者。

（4）暂不愿意接受手术治疗者。

2.非手术治疗方法

（1）抗感染治疗：因为本病不是细菌引起的，所以不必用抗生素，但患者有红肿、疼痛等炎症反应时，可予以有效抗生素如头孢菌素类广谱抗生素，静脉滴注，每日2次。

（2）局部理疗：用红外线乳腺治疗仪局部治疗，每日2次，每次30分钟。

（3）乳管冲洗：对于能找到乳管开口者（有条件者可在纤维乳管内视镜引导下），用地塞米松、A-糜蛋白酶、庆大霉素、甲硝唑等做乳管冲洗，二日一次。

（4）中药治疗：如用金黄散加生理盐水调至糊状敷在红肿部位上，每日更换2次。一般情况下，治疗2～3日即可见病情好转表现，炎症减轻，范围缩小，乳管疏通，肿块缩小，质地变软，可继续治疗直至痊愈。若治疗7～10日仍无明显好转，应采取手术治疗。对于肿块与肿瘤难于鉴别者，不宜采用局部理疗和按摩，以免发生肿瘤细胞扩散。

（二）手术治疗

1.手术方式

应根据具体情况选择相应的手术方式。

（1）乳腺小叶切除术：是治疗本病的主要术式，适用于肿块较大或超出乳晕区以外及反复发作者，应切除病变所累及的整个乳腺小叶。手术开始前，可从病灶远端向乳头方向轻轻按压肿块，观察乳头有无溢液，循溢液的乳管口向管腔内缓慢、低压注入少量亚甲蓝，使病变乳腺小叶着色，便于完整切除又不伤及邻近正常腺叶组织。近端乳管应从乳头根部切断，以避免复发和未发现乳管内微小肿瘤残留。此外，切面如有小导管少量点状牙膏样脂性溢液不影响疾病的治愈，乳头内陷者可加行乳头成形术。

（2）病灶局部楔形切除术：对于肿块较小、仅位于乳晕区深部的年轻患者，可行病变乳管、肿块、连同周围部分乳腺组织楔形切除。

（3）乳房单纯切除术：肿块较大，累及多个乳腺小叶，或与皮肤广泛粘连，已有乳房形态改变，年龄较大者，在征得患者的同意后，可行乳房单纯切除术。

（4）脓肿切开引流术：对于已经形成乳房脓肿者，可先行脓肿切开引流，待炎症完全消退后再行病变小叶切除术。

（5）慢性窦道及瘘管切除术：对于久治不愈的慢性窦道及瘘管，应行窦道、瘘管及病变组织全部切除。应当注意的是，除急性乳房脓肿切开引流术外，施行其他任何手术，都必须常规进行术中快速冰冻切片和术后石蜡切片病理检查，以明确诊断，避免漏诊和误诊。

发作间期，即伤口愈合期是最佳手术时机，手术成功的关键是翻转乳晕，彻底清除病灶，清洁所有创面。手术的技术关键是保持外形的完美，必须做乳头内翻的整形术。

2.手术步骤

（1）术前病灶定位。

（2）麻醉后消毒、铺巾。

（3）乳房下皱褶处做弧形切口或沿乳房外侧缘做纵向弧形切口。

（4）切开皮肤和皮下组织，找到病灶部位。

（5）从皮下脂肪组织开始，锐性游离病灶。

（6）组织钳提起病灶，切除病变的乳腺组织，连同周围0.5～1.0cm的正常组织一并切除。

（7）创口仔细止血，残腔内无活动性出血，用0号丝线将乳腺残面对合，注意缝闭创腔底部，不留无效腔。尽可能避免局部出现凹陷，缝合皮下脂肪层和皮下组织，应使切口满意对合，覆盖敷料，绷带适当加压包扎伤口。

（8）术后8～10天拆线。

3.术后处理

（1）为防止伤口渗血，局部纱布加压包扎24～48小时。

（2）病变组织切除后常规送病理检查，排除恶性病变。

（3）创面较大术后遗留残腔较大时可放置橡皮片引流，并注意缝闭创腔底部。

第四节　乳腺脂肪坏死

乳腺脂肪坏死多发生在乳房较大、脂肪丰富、下垂型乳腺的患者，常有外伤病史，多见于30岁以上的患者。

一、病因

外伤是造成乳腺脂肪坏死的主要原因，多数病例有明确的外伤史，如撞击、跌跤、挤压、手术和穿刺等病史，但有少数病例外伤轻微，以致患者无法回忆起外伤史。根据脂肪组织本身结构的特点，如细嫩而脆弱、血供较少等，均使脂肪组织在经受外伤后出现血供障碍及脂肪细胞的破裂与坏死。此外，现代人活动范围的扩大、劳作、运动的增加等，均可增加体表软组织包括乳房脂肪组织的外伤可能性。

二、临床表现

起病常较急，患者常有外伤，伤后早期局部皮肤略红或有淤斑，轻度压痛。坏死广泛或外伤累及较大的血管者，可以出现大片淤斑，随后有微痛或无痛的肿块于伤处皮下出现，肿块中央液化后可出现柔软区或有波动。局部切开或穿刺后可见暗红色或血性颗粒状坏死脂肪组织。病变靠近乳房皮肤及皮下浅层者，常可扪及皮下结节。皮肤粘连及病变靠近乳头、乳晕者，可以有乳头内陷等表现。坏死脂肪在乳腺实质内者，常扪及边界不清的结节，质地较硬，有压痛，部分病例还可有腋淋巴结肿大。

三、影像学表现

乳腺脂肪坏死的X线表现多种多样：可单独存在，也可多种表现同时出现。

病变早期，脂肪组织被酯酶溶解液化，表现为孤立的脂肪性小叶（脂性囊肿），病变组织与正常组织均表现为低密度，其间尚未形成纤维结缔组织，此时可无异常X线表现。随着病变的发展，液化坏死的脂肪周围形成少量结缔组织，包绕液化脂肪形成单发或多发脂性囊肿，囊壁可伴有钙化，被认为是脂肪坏死的特征性X线表现。同时脂肪坏死灶多有大小不等的囊形成。

其后，由于纤维组织不同程度增生，致使液化的脂肪组织部分或全部被其取代，X线表现为肿物或结节，其内可见大小不同的低密度影或均匀致密影，部分边缘可出现毛刺。

后期，由于多核巨细胞的吞噬作用致使部分病灶被分解吸收，部分或全部病灶被纤维组织取代，X线表现为星芒状、斑片状、索条影及网状结构，边界清楚、锐利，密度与腺体相同。患乳血运可较健侧丰富，静脉管径增粗。纤维化而累及皮肤时，则可出现皮肤局限凹陷以及乳头内陷，有的并出现类似恶性的细砂样钙化，易误诊为乳腺癌。

由于外伤引起的脂肪坏死病变部位较表浅，位于脂肪层，切线位投照有利于鉴别诊断。对于其他原因导致的脂肪坏死，由于病变与腺体重叠，常不易做出明确诊断。

四、治疗

早期局部可热敷、理疗，促进吸收，局部可外敷活血化瘀的散剂。局部手术切除是乳腺脂肪坏死最有效的治疗方法。局部包块明显，可切除活检。切除的坏死组织切面呈白色，镜检在早期可见脂肪细胞结构模糊。广泛坏死时可见慢性炎症反应，病变中心有异形巨细胞和淋巴细胞浸润，周围有巨噬细胞和新生的结缔组织包围。进一步发展，肿块中央液化，出现波动或有继发感染者，应切开引流，手术方法同上。无明确外伤史者，不能排除乳腺癌的可能，需要局部切除后活检。

第二章　乳腺发育和增生疾病

第一节　乳腺先天性畸形

乳腺先天性畸形在临床工作中时有所见，它可分为乳腺和乳头缺如、多乳腺和多乳头症以及乳腺不对称等。乳腺发育主要来源于胚胎时期的外胚层上皮细胞。当胚胎发育到第6周，胎儿约11.5mm时，胎体腹侧两旁因外胚层上皮组织的局部增殖而生成4～5对乳头状局部增厚，即形成乳腺的始基（又称乳腺）。至第9周时，这些始基大多退化完，仅剩胸前的1对在出生前继续发育为婴儿型乳腺。乳腺先天性发育畸形的发病机制是由于乳腺在胚胎发育过程中，由于某些原因使得乳腺上的乳腺始基的生成和退化出现异常，即乳腺芽全部消失或除胸部一对乳腺芽得到发育外，其他部分的乳腺芽应该消失而未消失，反而继续发育，导致乳腺先天畸形。这类异常可能与遗传因素有关。

乳腺先天性畸形有多种，不同的先天畸形发生率也不同。副乳症在乳腺先天性畸形中最为多见，此外还有乳头内翻、乳头乳腺缺如和乳腺不对称等。

一、乳腺和乳头缺如

（一）乳腺缺如

乳腺缺如系指乳腺完全消失而言，即没有乳头、乳晕，也无乳腺腺体，乳腺在胎儿期就完全退化，又叫做先天性乳腺缺如症。

乳腺缺如是由于乳腺上的乳基在胚胎期退化过程中累及到胸前的一对始基所致，两侧乳腺基全部消失或一侧全部消失，使乳腺芽无法形成。发生这类畸形女性多于男性，单侧或双侧均可发生，单侧多于双侧。单侧发生者，一侧乳腺发育正常，另一侧乳腺发育缺如或仅有一个隐存的乳腺组织。曾有人报道母女都无乳腺存在的病例。乳腺缺如等与乳腺发育过小不同，后者是由于乳腺发育不足而体积过小，尚有乳头及少许乳腺管存在。在患这类病的同时常可见胸背部其他组织，如胸大肌、肩胛骨、胸壁发育不良。有的先天性乳腺发育缺如者还包括胸大肌缺失以及上肢和手指畸形等，称波伦（POland）综合征，所以，缺失和畸形常发生于同一侧，多见于女性。

（二）乳头缺如

乳头缺如也是由于乳腺在胚胎发育过程中由于某些原因，使乳头不能生成的结果。乳头缺如很少见。有的患者完全没有乳头。但该有乳头的地方有色素沉着或仅见局部皮肤有些凸起，但乳腺发育完好，有的连乳头、乳晕一并缺失。

（三）处置及预后

治疗可根据患者的要求，考虑做缺失侧的乳头和乳腺（没有腺体者）再造术，或利用假体植入做隆胸术。由于胸大肌的缺如，乳腺整形的效果可能不够满意，为了取得双侧乳腺的对称，根据患者的意愿可考虑同时做正常侧乳腺的缩小成型术。

一个发育完好只是没有乳头和输乳管的乳腺，在临床上应给予高度的重视。因为乳腺的发育是受内分泌所控制的，当机体处于月经、妊娠或哺乳期等内分泌系统活跃状态时，就促使乳腺表现出腺体增生，体积增大，出现分泌乳汁活动。由于输乳系统发育不完善使泌出乳汁不能排出而潴留在小叶和导管内，就会引起乳汁潴留囊肿，潴留的乳汁在分解时能够产生出乳汁因子，它会诱导乳腺癌的发生。可见一个没有乳头和乳汁输出管道而发育良好的乳腺，是存在着许多危险的，因此要严密观察，哺乳期尽早回奶，必要时可考虑手术切除，以防后患。

二、副乳症

副乳症又称多乳腺症、迷走乳腺、异位乳腺、额外乳腺等。副乳症是乳腺发育过程中出现的各种异常现象中的一种，主要是在胚胎期，乳腺始基除胸前的一对外，该退化的没有退化而发育成副乳症。副乳症在临床上的意义在于副乳症与正常乳腺一样，可发生与正常乳腺一样的常见疾病，如副乳腺纤维腺瘤、副乳腺增生、副乳腺囊肿、副乳腺癌。

（一）临床表现

副乳症在乳腺先天畸形中最为多见，男女均可发生，男女之比为1∶5左右。因为绝大多数副乳对健康无大的影响，且生长在隐蔽之处，故其发病率掌握不确切。副乳症的发生率在种族间可有差别，黄种人的发病率似高于白种人。在亚洲黄种人中女性较为多见，据报道，发病率可占女性1%～3%，而在欧洲多见于男性。此病常有遗传性，曾有报告在一个家族中四代都有这种异常。副乳症可见于胸壁、腹部、腋下、腹股沟、大腿内侧。大多数位于正常乳腺的下部，也可能靠近腋窝，一般多在正常乳腺的附近。偶见于面颊、耳、颈、上肢、肩、臀、外阴等处，称为迷走乳腺，即出现于胚胎期乳腺始基以外的副乳腺。副乳症多仅有一对，但也可单发或一对以上，一对以上的多为对称排列存在，有的患者多达10个以上。

根据副乳腺的形态，副乳症可分为完全型和不完全型两类。完全型副乳腺同时有乳头、乳晕及乳腺腺体组织，有的可以发育到和正常乳腺一样，接受内分泌的影响，特别是雌激素、孕激素和催乳素的刺激，在各个性周期显示出不同的变化，也和正常乳腺一样患病，而且其癌变的发病率明显高于副乳腺良性肿瘤。不完全型副乳症指乳头、乳腺腺体组织、乳晕三者不完全的组合，有的仅有乳头，称为多乳头或副乳头；有的仅有乳头及乳晕；有的仅有腺体及乳晕或仅有腺体及乳头，仅有乳腺腺体的所占比例较大。有乳腺腺体组织的不完全型副乳症也可发生良性或恶性肿瘤。发生于腋部者常为完全型、体积较大，月经来潮前或膨胀或疼痛，妊娠期增大明显，哺乳期可有泌乳，且副乳腺常与正常的乳腺相通，并将乳汁排至正常乳腺。发生于胸前方者多为不完全型、体积较小，或仅有副乳头，且多数副乳腺与正常乳腺不相通。发生于其他部位者大多数仅有副乳头，为始基性的，小至易被误认为一色素痣。不完全型副乳常易被误认为皮下结节、淋巴结或肿瘤。

副乳腺在青春期前多处于相对静止，成年后，随着第二性征的发育受雌激素的影响而逐渐增大，在妊娠或哺乳期进一步发育，并在月经期、妊娠期和哺乳期出现局部增大、肿胀、压痛和泌乳症状。有的副乳症在妊娠或哺乳期才被发现，甚至有的到近40岁才逐渐明显。

（二）病理改变

1.大体所见

具有乳腺腺体的副乳腺一般为1～6cm大小的包块，无包膜，与皮肤可有粘连，质地柔软。切面可见与正常乳腺组织相似的乳腺组织结构。妊娠期或产后肿大，且常有囊性感。

2.镜下特点

副乳症与正常乳腺一样，可见由大、中、小导管以及腺泡构成的乳腺小叶，叶间充满纤维组织构成。副乳症间质常见明显性。同时可伴有部分乳腺导管增生、扩张，构成好似囊性乳腺病样的结构。针吸穿刺，穿出液可为清淡液体，镜下可见形态较小的腺上皮细胞，散在或成小团分布；穿出液也可为乳白色液体，镜下见脂肪滴和散在腺上皮细胞。

副乳症也可以发生与正常乳腺相同的疾病，如副乳腺纤维腺瘤、囊肿、乳头状瘤、结构不良、乳腺癌等，其病变的组织图像与正常乳腺的组织图像所见相同。

（三）诊断与鉴别诊断

根据临床表现不难诊断。仅有乳头的可误认为是色素痣，无乳头的副乳特别是乳腺组织迷走异位至腋窝与腹股沟连线的外的副乳，仅有索状或结节状增生的乳腺组织，易被漏诊或误诊。应与局部脂肪组织增生、慢性淋巴结炎、淋巴结核以及各种肿瘤等鉴别。B超、细针穿刺以及钼靶摄片有助诊断。病理切片检查可以明确诊断。

（四）治疗及预后

副乳症一般无临床意义，较小又无明显症状者，可不必处理。出自美容的需要时，可手术切除。如有下列情况，应考虑手术治疗。

（1）腺体逐渐增大、疼痛、不适者。

（2）副乳腺内扪及异常肿块，疑伴发肿瘤者。

（3）有乳腺癌家族史者。

（4）副乳明显隆起或乳头肥大、乳晕色素影响外观者。

手术一般应住院进行。术中应常规做冰冻切片检查，或术后做常规病理检查，以免误诊。

只有乳腺腺体而无输乳系统的副乳腺应当给予重视，因为没有输乳管和乳头，腺体分泌出的乳汁不能排出体外，积存于副乳腺内可引起囊肿。由于乳汁长期在体内潴留，分解后可产生致癌物质，容易诱发乳腺癌。因此，可考虑尽早做预防性切除。

三、先天性乳头凹陷

正常情况下，当胚胎第9周时乳头芽周围组织增殖，将乳头芽周围的上皮向外推移，形成乳头凹。此后随着胚胎的不断发育，乳头下结缔组织不断增殖，乳头逐渐外突形成正常乳头。先天性乳头凹陷为乳头凹没有完全消失而异常发育所致，乳头颈短，乳头深陷在乳晕内。其组织学表现为：构成乳头的肌纤维较正常的薄弱得多，且被纤维组织紧贴在乳腺实质上，腺体输乳管短且发育极不完全。先天性乳头内陷在乳腺先天性畸形中较多见，可为双侧，亦可为单侧。凹陷程度可深可重，严重的凹陷可使乳头缩于乳腺内，此种情况易合并感染，并影响正常授乳。完全性、先天性乳头内翻患者在分娩后病侧乳腺不能授乳。

四、扁平乳头、内翻乳头、裂状乳头

前者是乳头呈扁平状，乳头尚突出；中者系乳头向里卷，若用手牵拉或挤压，可以翻出来呈正常样子，这种内翻主要是乳头发育不好，乳头仅是一层皮肤，缺乏纤维肌肉组织造成的；后者是乳头上下裂开，像张开的嘴唇。这都是从胎儿期到出生后这段时期内，由于乳头原基异常而引起的。这3种情况都会影响授乳，前两者可用手指向外牵拉或按摩，使孩子容易吸吮。

先天性乳头凹陷、内翻、先天性扁平乳头可因美乳的需要和因疾病原因而手术治疗矫形。此外，乳头凹陷也可因束胸引起，特别是某些地区，妇女自古有束胸的陋习。乳晕受压迫呈包皮状隆起，把乳头包围。

五、多乳头病

所谓多乳头病即是在1个乳腺上生长几个乳头，它们有的同在一个乳晕上，有的可形成数个乳晕，而在每个乳晕上生长着1个乳头，每个乳头都可能与输乳

管相连，甚至在哺乳期这些乳头可以有乳汁泌出。也有的仅表现出局部皮肤增厚，或局部有色素沉着，此类异常临床极少见。

六、乳头过小

乳头过小也有的系先天因素引起。成年女性乳头过小者，单侧或双侧的乳头像幼儿或男性那样小是后天因素。如因外伤或炎症造成发育不全，或幼儿期营养不良和乳腺外伤、炎症引起的，可先用激素治疗（雌激素软膏和黄体酮），也可用手术疗法等。

七、先天性乳腺不对称

一侧乳腺缺如当属乳腺不对称，两乳大小不等，也属乳腺不对称，这可能是乳腺在胚胎时期乳腺始基发育异常，始基消退或发育不充分所致。此外，在成年女性中常有两侧乳腺出现大小的差别，一般是左侧大于右侧，严格地讲，这也是一种与先天因素有关的畸形。后天的激素失调或其他原因如乳腺组织对激素的敏感程度不一致，也可致乳腺发育不全，两侧乳腺不对称。先天性与后天性乳腺不对称的区别是，后者常有其他的性幼稚型表现。

乳腺不对称不会影响结婚、生育、哺乳，但却破坏了女性特有的曲线美，也可能影响夫妻感情，可在成年后行假体植入法式隆乳术。

成年后的筒状乳腺，可能与先天或遗传因素有关。

第二节　乳腺发育异常

乳腺发育异常系指在出生后由于各种原因所致内分泌功能紊乱，血液中雌激素浓度异常或正常乳腺组织对雌激素的敏感程度不同所致的乳腺异常发育。主要包括男性乳房发育、女性乳房大小异常或形态异常。

一、女性乳腺肥大症

女性乳腺肥大症分为儿童型和成年型两种。

（一）儿童型乳腺肥大症

儿童型乳腺肥大症在男、女童均可发病，女童发病率远远高于男童，又称之为早熟性女性乳腺肥大。儿童型乳腺肥大是指女孩在8岁以前一侧或双侧乳房提早发育，可分为原发性和继发性两种。①原发性：临床表现为单纯性乳腺增大，不伴乳头乳晕发育，而其他无任何异常改变，是一种乳腺过早发育现象；也可为真性性早熟的一种表现，真性性早熟是指女孩8岁、男孩9岁以前出现第二性征，有研究显示近年儿童性发育年龄已明显提前，表现为外生殖器和乳房同时发育肥大，阴部和腋窝生毛，随后月经来潮，患者在青春期之前已建立了下丘脑—垂体—卵巢轴的正常功能，尚未制订新的统一标准。②继发性：指女性青春期提前，不是建立在下丘脑—垂体—卵巢轴功能成熟提前的基础上，而是由于内、外源性激素过早、过多地刺激乳房和生殖器官的发育，无排卵无生育功能，因而引起的乳房发育称为继发性乳腺肥大。这是由于体内具有内分泌功能的器官，如肾上腺、垂体等部位发生肿瘤等后，引起内分泌失调而致乳腺肥大。这类患儿除乳腺肥大外，同时伴有一些其他相关的体征。

1.发病概况

儿童型乳腺肥大症的发病率尚无确切统计，但临床上比较常见。发病年龄可发生于8岁以前的任何年龄，最小者可在出生6个月以内即发病。

2.病因及病理

（1）病因：单纯性乳腺肥大是乳腺局部对雌激素的敏感性增加所致，有报道部分患儿有短暂性血清雌二醇或无真性性早熟的促性腺激素水平的升高，可能是由于短暂性卵巢卵泡形成之故。该病病程一般具有自限性，也有部分患儿可进一步发展为真性性早熟。真性性早熟患儿性激素过早分泌，可能是由于垂体促性腺功能过早地被兴奋，其表现与正常的发育期相同，故促使性器官早熟，但内分泌器官并无病理改变，这类患儿以后可以正常发育及分娩，终身亦无其他内分泌紊乱现象。因80%～90%的女患儿查不出病因，故这类病变也被称为特发性性早熟；继发性者为体内内分泌器官肿瘤或其他病变而致内分泌失调，从而引起雌激素大量分泌而致乳腺肥大，如垂体瘤、肾上腺皮质肿瘤、卵巢肿瘤等。

（2）病理：

①肉眼所见：乳腺肥大明显，在乳头下有盘状结节，质地柔软，表皮无变化。

②镜下所见：主要成分为脂肪和增生的纤维组织，仅见少量腺体。原发性和继发性乳腺肥大的病理改变基本相同，无明显区别。

3.临床表现

表现为一侧或双侧乳腺肥大，在乳头下方出现盘状肿块，质柔韧、直径在1～5cm不等，有轻微胀痛，无分泌物，一般无乳头乳晕发育。真性性早熟的患儿乳房呈持续性肥大，伴乳头乳晕的发育，除表现为双侧乳腺肥大外，体格较同龄儿长得高大，其他性征也出现提前发育，如阴毛、腋毛生长，月经来潮等。该类患儿已具有生育能力。继发性乳腺肥大症，发病年龄更早。躯体较同龄儿长得快而高大，同时具有原发器质性病变的症状和体征。如卵巢颗粒细胞瘤引起者，可能在腹部触到肿大的卵巢肿块等。

4.诊断

本病的临床诊断不难。首先需区分是继发性还是原发性，如果考虑为继发性，必须进一步查明原因。排除继发性原因后再区分是单纯性乳腺发育还是真性性早熟。

（1）原发性：指发生在8岁以前女孩，可为单侧或双侧乳腺增大，乳头下触及盘状结节，直径一般1～5cm不等，质软、伴有胀痛，伴或不伴其他性征异常。应详细询问病史，包括有无误服含雌激素的药物史等。如果伴有体格增长较快、性征的发育、阴道出血情况，则考虑真性性早熟，需要同时结合骨龄检测、盆腔B超及血雌孕激素、LH、FSH等检测综合评估诊断；如果单纯乳腺肥大，不伴性征的发育、阴道出血等则可初步排除真性性早熟，但由于部分患儿可能会发展为真性性早熟，据Pasquino报道这种情况的发生率为14%。对这类患儿需要临床密切观察后进一步诊断。

（2）继发性患儿发病年龄在3～5岁，除双侧乳腺肥大外，可能其他性征也出现异常，如阴毛、腋毛生长，月经来潮等。继发性性患儿需查明引起继发性乳腺肥大的原发病灶所在，常规需做以下检查：①测血、尿中雌激素含量，如明显增高可能系卵巢肿瘤；②血尿皮质酮如明显增高可能为肾上腺增生或肿瘤；③尿绒毛膜促性腺激素（HCG）增高，可能为绒毛膜癌；④可对怀疑的器官做X线摄影、超声、CT、MRI等检查以确定病变部位和性质。原发性乳腺肥大症在临床上与继发性患者虽然有不同表现，但诊断原发性乳腺肥大症应先排除上述内分泌器官的病变。

5.治疗

（1）原发性单纯乳腺肥大是一种特殊生理现象，可自行消退，消退后又可再出现，少数患儿可持续到青春期，并不妨碍发育和健康，不需治疗，预后好。医师切不要误认为是乳腺肿块而进行活检或切除。临床观察定期随访，保持心理健康。

（2）真性性早熟乳腺肥大症患者根据情况可采取激素治疗或仅行观察。对于性早熟发病年龄小，病情重者，可能导致成年最终身高不足，并出现相应的行为和心理问题，宜早期进行药物治疗。治疗目标是延缓第二性征的发展及女孩月经来潮和治疗潜在的原发病变；增加成年后最终身高和保持心理发育正常。治疗方法如下。①健康教育：主要进行有关医学知识教育，帮助她们解除羞耻、自卑感等心理变化，根据理解能力，进行月经卫生知识及有关性的知识教育以预防受孕。②药物治疗：治疗的原则是早期诊断、早期治疗、针对不同病情采用不同方案、治疗剂量足量、时间足够、女孩用药维持治疗时间到10～12岁、男孩治疗时间到12岁。a.孕激素甲羟孕酮：较为常用，开始每天2～4mg，根据情况可加至每天8mg。甲地黄体酮：每天2～4mg。两者均为高效孕激素，能反馈抑制垂体产生促性腺激素，使性激素水平降低，性征消退，终止月经，乳房缩小。不能防治身材矮小。这两种药物对垂体分泌促性腺激素的反馈抑制作用高度可逆，停药2～3个月，其抑制作用即逐渐消失，故对患儿以后青春发育无不良影响。b.促性腺激素释放激素拟似剂（GnRHa）是目前治疗真性性早熟尤其是特发性性早熟最有效的药物。早期和长疗程治疗可取得最佳效果。天然的GnRH是十肽，其降解部位在第6位的甘氨酸。GnRHa是在第6位上用另一氨基酸人工置换了甘氨酸，此人工取代增加了其GnRH生物活性及延长半衰期。GnRHa半衰期较天然长，能持续作用于受体，直接抑制垂体分泌LH、FSH，阻断受体后负反馈机制，使第二性征减退和月经完全停止，稳定减慢乳房发育，还可以有效抑制生长速率和骨龄增长，提高患儿的最终身高。目前多用GnRH的缓释剂型，主要有曲普瑞林"又名达必佳"、亮丙瑞林"又名抑那通、达菲林"等。GnRHa建议剂量为每次50～80μg/kg体重，肌内注射，但亦存在个体差异，亮丙瑞林剂量可偏大，每次最大剂量为3.7mg，首剂可偏大（尤其是有初潮者），首剂后2周加强1次，以后每4周1次（不超过5周）。有研究认为，GnRHa联合小剂量雄激素或生长激素提高患儿最终身高是可行的。治疗过程中要密切随访，每个月测一次骨矿物质含量及骨密度，每半年测一次骨龄及做一次子宫卵巢B超，酌情调整剂量。这类药物除了少数患儿有注射部位刺激外，无明显近期不良反应，但近年来国外有报道长期使用可能使患儿多囊卵巢综合征的发生率显著增高。

（3）继发性患者主要是治疗原发病，一般原发病灶治愈后，肥大的乳腺可能部分缩小，但难以恢复到同龄儿童乳房的大小。

（二）青春期女性乳房肥大症（巨乳症）

1.发病概况

该病多发于青春期少女或妊娠妇女，其中青春期乳房肥大是乳房肥大中最多见的一种。常见的两种情况：①青春期乳房肥大，主要表现为腺体组织增加和轻度下垂；②哺乳、肥胖后的继发性乳房肥大，主要表现为乳房内脂肪组织增生，下垂明显。乳房肥大一旦形成，即为不可逆转性。

2.病因及病理

（1）病因：迄今为止，巨乳症的病因和发病机制尚不完全清楚，可能是与乳腺组织对雌激素敏感性过高或雌激素水平过高所致。

（2）病理：镜下所见，肥大的乳房主要是由过度增生的脂肪、纤维组织及正常的乳腺腺体构成；还可见分支不多的小导管，偶见早期小叶形成的趋势。

3.临床表现

正常女性乳房的重量为250～350g，呈半球形，超出此范围称为乳房肥大。乳房肥大者多见于双侧，但也有单侧者，表现为双乳不对称，常伴有不同程度的下垂；表现为乳房发育后乳房迅速增大，明显大于同龄人乳房。过度肥大的乳房，下缘可达脐或脐以下，表面静脉曲张，乳头多内陷。触诊乳腺柔软，活动时坠胀感明显，影响正常的行走和生活，乳房的下区皮肤由于长期与胸部皮肤摩擦，可导致皮肤湿疹、糜烂、感染等皮肤病。巨乳症同时给患者带来严重的精神负担，特别是青春期少女均具有一定程度的自卑、羞涩心理，缺失自信，影响其学习、交友、社交等正常生活。在临床上要予以重视。

4.诊断

本病诊断并不困难，凭外观便可确诊。临床上要排除继发性巨乳症。根据缩乳术时切除腺体组织的重量将乳房肥大分为3种类型：轻度肥大，0~200g；中度肥大，200~700g；重度肥大，大于700g。乳房下垂分为3度：Ⅰ度下垂，乳头低于乳房下皱襞1cm内，高于乳房体最低点；Ⅱ度下垂，乳头低于乳房下皱襞3cm内，高于乳房体最低点；Ⅲ度下垂，乳头下垂超过乳房下皱襞下3cm，或位于乳房体最低点。

5.治疗

对于原发性巨乳症，尚无任何有效药物，单纯手术治疗即可。手术方法是巨乳缩小整形术，手术原则是保留乳头乳晕。对于继发于其他内分泌器官病变的巨乳症，在手术进行缩乳的同时应积极治疗原发病，否则术后容易复发。巨乳缩小整形术就是通过手术方法，切除部分多余的乳房组织和皮肤，将剩余的乳房组织重新加以塑形，达到缩小乳房体积，恢复乳房健美的目的。乳房缩小整形术是手术方法最为繁多的手术之一。目前已有数十种术式，但各有优缺点，不尽如人意。人们仍在不断地寻找更安全、可靠、形态美观而又最小疤痕的乳房缩小整形术。

（1）手术方式的分类：乳房缩小整形术的关键是如何上提乳头、乳晕后重建乳房，按乳头乳晕的移位方式分为游离移植和带蒂移位2种。前者极少应用。带蒂移植根据真皮腺体蒂的不同有水平双蒂、垂直双蒂、上方蒂、下方蒂、外侧蒂、内侧蒂以及中央蒂等方法。按切口形态分类有倒T形、Y形、L形、乳房下皱襞弧形、垂直直线形、环形切口等方法，其中倒T形、垂直形、环形最为常用。环乳晕切口是最理想的手术方法，优点是切口隐蔽，适合于轻度乳房肥大或单纯乳房下垂；垂直切口适应于轻、中度乳房肥大或乳房体积正常但中度下垂者；倒T形切口适应于中、重度乳房肥大，以上方蒂、垂直双蒂、下方蒂最常用。

（2）手术并发症：包括出血、血肿、感染、伤口裂开及皮瓣坏死、乳头乳晕坏死、形态不良、切口瘢痕及乳房硬块形成、乳头感觉丧失、泌乳功能丧失、乳房再发育、下垂等。

（3）手术适应证：青春期以上女性，一侧或双侧乳房肥大，身心健康。

（4）术前准备：同常规局麻或全麻手术。

（5）术式选择：重度巨乳和下垂者常用的手术方法为倒T形切口垂直双蒂法、宽阔上方蒂法、下方单蒂法巨乳缩小整形术或皮下乳房切除后成形术；轻、中度巨乳和下垂者可采用短横倒T切口、垂直切口乳房缩小整形术。

（6）手术设计：患者在站立位或端坐位进行术前设计及术前画线，确定关键的线和点。首先画出锁骨中点与乳头的连线，胸骨正中线，乳房下皱襞线，乳房下皱襞中点等。然后确定新乳头的位置。①确定新乳头位置：新乳头的位置一般应在锁骨中点与乳头的连线上。下列方法可作参考：乳房下皱襞线对应点在锁骨中点至乳头连线上的投影点；上臂中点水平线与锁骨中点至乳头连线的交点；胸骨上凹到新乳头的距离为18～22cm。②确定新乳晕大小：以乳头为中心，新乳晕的直径约为4cm。③确定新乳晕边缘至乳房下皱襞的距离为6～8cm。

手术时可在术前设计时将缩小后新乳房的大小和形态确定好，手术中按预定的画线严格执行，此种手术方式不能随意切除腺体组织量，容易导致乳头乳晕坏死，一般术后新乳房仍然较大，形态易呈方形畸形，临床上应用具有局限性，无法应用于矫正双乳不对称畸形的手术治疗。

某医院开展巨乳的手术治疗已十年历史，积累了丰富的实践经验，多次改良手术方式，可根据患者的年龄、乳房大小形态及患者的需求等灵活选择相应的术式，术前仅需确定上述几个关键点和线条，术中再视具体情况进行处理，可以根据受术者的期望在术中切除任意量的乳腺组织从而将乳房缩小至所期望的大小，术后瘢痕更短小，可保留哺乳功能，适用于任何类型的乳房缩小手术，但对于初学者来说不易掌握。这在双乳不对称畸形矫正时尤为重要。笔者曾经接诊一位29岁的未婚女性，单侧巨乳，双乳房显著不对称畸形。手术选择垂直切口，右乳巨乳缩小整形术，切除腺体185g，术后双乳大小及外形完全对称，仅下象限一条垂直短小瘢痕，术后不影响哺乳功能，乳头感觉功能很快恢复。到目前为止，某医院已施行乳房缩小整形术、乳房下垂上提矫正术及双乳不对称矫正术近百例，受术者的手术年龄为17～55岁，手术顺利，术后恢复好，手术并发症少，切口瘢痕小而隐蔽，术后乳房外形效果理想，无乳头乳晕坏死。

（三）妊娠期乳房肥大症

妊娠期乳房肥大症系内分泌激素作用引起，由于雌激素及孕激素对乳腺组织的过强刺激或乳腺组织对2种激素过度敏感所致。妊娠前双乳均为正常乳房大小。妊娠后双乳迅速增大，双侧同时发育。妊娠期乳房肥大症是女性乳房形态异常在现代社会，乳房作为女性的第二性征，成为母性、生命、青春、美丽以及诱惑的象征。丰满而富有弹性的乳房是女性妩媚的象征。少女的乳房娇小、挺拔，质地饱满，富有弹性，乳房间距较宽；青年女性的乳房丰满、圆润、饱满而富有弹性；女性的乳房在完成哺乳后，会随着时间的慢慢流逝而日渐萎缩。当然，乳房的美首先表现在与全身整体协调一致。

成年女性的乳房位于第2-6肋间，内侧达胸骨旁，外侧可达腋前线或腋中线，向外上延伸形成乳房尾叶。乳房下皱襞位于第6肋间，老年妇女或下垂增大的乳房，下皱襞可下移到第7肋间水平。女性乳房形态因种族而不同，同一种族的女性乳房的外形、大小也因其年龄、高矮、胖瘦、发育情况、生理状态和习惯的不同而有所不同。乳房的形态的分类有几种不同的方法，简单的方法可以分为圆盘形、半球形、水滴形和下垂形。我国成年未孕的女性乳房多呈水滴形或半球形，位于上胸部，左右对称，富有弹性，约重200g，由乳房的皮肤、皮下脂肪、乳腺、筋膜及乳头、乳晕所构成。

目前尚以难准确测量乳房的大小和体积。常用的方法有周径测量、置水实验以及计算机辅助测量等。乳房的底盘的直径为12～16cm，位于第2-6肋间。乳头的位置在乳房正中线偏外侧，稍稍指向外上方、位于第4肋间隙或相当于上臂的中点。乳头的直径为0.8～1.2cm，高为0.3～0.5cm。胸骨上切迹至乳头的距离一般为18～24cm，胸骨中线至乳头的距离为9～12cm，两侧乳头间距为18～24cm，乳房下皱襞至乳头的距离为5～7cm。

（一）两侧乳房不对称

女性乳房是成熟女性形态美最显著的标志。体积过大或过小、双侧大小不对称的乳房均破坏女性优美的曲线，是女性形态美的一种缺陷。正常女性一般情况下乳房左右是对称的，整个乳房呈半球形或水滴形。但轻度的两侧乳房大小不对称并不少见，因轻度的差异往往不被女性本人或他人注意，不需要治疗。如果双侧乳房大小形态相差悬殊，外观很明显，则已失去了乳房的美感，并带来严重的心理障碍，产生恐惧和自卑心理，甚至影响生活、工作、社交及婚嫁和家庭生活，降低了生活质量。

1.病因

（1）单侧乳房发育异常：如患侧乳房发育异常而体积过小或体积过大所导致不对称，在青春期即表现出来。

（2）生理性因素：哺乳不当，经常哺乳的一侧乳房在退奶后较对侧大；生活习惯不当造成，如右手干活多的人右胸大肌发达，于是右侧乳房显得大些，而左撇子显得左乳房大些。

（3）病理性因素：单侧乳房内巨大肿瘤或双侧乳房内不等大的巨大肿瘤，均可导致不对称；发育前或发育期乳房因感染、外伤等原因导致发育缓慢或提前终止。

（4）医源性因素：放射治疗后或手术后所致腺体破坏导致患侧乳房发育不良或腺体萎缩变小等。

2.诊断

本病诊断不难，临床体检即可确诊。首先排除存在乳房肿瘤。

3.治疗

（1）乳房不对称对生育、性生活均无影响，对身体健康也无不利之处，故临床上决定是否需要治疗、治疗方式的选择以及开始治疗时机一般视患者的自身要求而定，但自青春期后开始。治疗的目的是通过手术或非手术方式矫正乳房外形达到双侧对称，从而恢复女性健康自信的心理和生活。对于轻度不对称，可进行自我调整：①通过加强一侧胸肌的锻炼加以矫正，平时有意识地多用一侧手提重物，可健壮同侧胸肌，对增大乳房有一定作用；②可用一手轻压乳房，顺时针方向按摩，每次30下，每日3次，亦可能起到增大乳房的作用；③如果双乳差别不大时，可以用适当的乳罩来弥补这一缺陷。

（2）如果两侧相差悬殊或发育异常则可根据不同类型的病情选择合理的整形美容手术。手术时机为乳房发育已经进入稳定期。分为以下几种情况：①双侧乳房不对称性发育不良或哺乳后乳房萎缩，手术方法为选用不同体积的乳房假体行隆乳术；②单侧乳房发育不良，对侧体积正常，手术方法为小乳房行假体隆乳术；③单侧乳房肥大，对侧体积正常，手术方法为行肥大侧乳缩小整形术；④双侧乳房不对称明显肥大伴下垂，手术方法为行双侧乳房不等量缩小整形术，术后大小对称；⑤双侧乳房下垂，一侧体积正常，另侧伴轻度肥大，手术方法为体积正常侧行单纯乳房下垂上提术，另侧行部分乳腺切除加下垂上提术；⑥双侧不对称性乳房萎缩伴下垂，乳房体积量不足，手术方法为双侧乳房不同大小的假体隆乳加下垂上提术；⑦轻度的不对称，可以行较大侧乳房吸脂达到对称的效果和（或）自体脂肪颗粒注射填充体积小的乳房，以矫正乳房不对称。

（二）小乳症

乳房过小，与全身体型不成比例，即为小乳症。分为先天性和后天性。先天性多因胚胎期乳房始基发育不良造成；后天性因素如哺乳后腺体萎缩，雌激素水平低下，少数由外伤、炎症及腺体的破坏所致。营养不良可影响乳腺的发育及使乳房内缺乏足够量的脂肪组织从而表现为小乳症。

小乳症的患者缺乏女性特有的形体上的曲线美，患者会自觉缺乏女性的魅力而自卑、忧虑，有的人甚至担心会影响婚姻生活及生育哺乳功能。小乳症具有健全的乳管系统仍可泌乳，不影响生育和产后哺乳。

小乳症无特效治疗药物，施行隆乳手术可以改善外观不足。公认安全有效的外科隆乳方法包括乳房假体隆乳术和自体脂肪颗粒注射隆乳术两种，术后不影响哺乳功能。外科治疗方法如下。

1.乳房假体隆乳术

（1）术前准备及确定假体的大小和类型：常规术前准备与全麻手术相同。术前根据受术者的体形、胸壁软组织的厚度、皮肤的松紧度以及自身的要求结合术者的临床经验选择好乳房假体的大小，多选择150～300ml大小的假体，胸壁较宽、皮肤软组织松弛厚实者选用体积较大的假体。乳房假体有光面和毛面两种；根据内容物有生理盐水和硅凝胶假体两种。形态有圆形和解剖形，两者均可达到逼真、自然的效果。

（2）麻醉：多选用全麻，也可选择高位硬膜外麻醉。

（3）切口：手术切口可采用经腋窝、乳晕周围和乳房下皱襞，以前两种切口常见，术后较隐蔽不明显。

（4）手术剥离范围：剥离范围，上至第二肋间，下至乳房下皱襞，内侧达胸骨旁线，外侧达腋中线。假体可以置入乳腺后或胸大肌后，临床上放置于胸大肌后更常见。假体表面如果有较丰富的软组织覆盖，手感会更好，不易触及到假体。有临床研究证实置入胸大肌后可以减少纤维包膜挛缩的发生率，但外形不如乳房腺体后自然，由于肌肉被极度扩张，术后疼痛持续时间长，可达到1～3个月。双层平面法隆乳术，即将假体置入两者的后方，术后效果更自然；还有内窥镜辅助下乳房假体隆乳术，使隆乳手术视野更直观，减少术后并发症。

（5）术后常见并发症及处理：

①包膜挛缩：是假体隆乳术固有的风险，最常见的并发症，病因不清。乳房假体置入后，在其周围形成纤维包膜，纤维组织过度增生，包膜肥厚，发生纤维挛缩，导致乳房发硬、疼痛或触痛、外形改变即形成包膜挛缩。临床上纤维包膜

挛缩程度分为四级：Ⅰ级，乳房假体柔软不能触及，形态自然，接近正常的乳房组织；Ⅱ级，包膜轻度收缩，可以轻度触及假体硬化，外观形态正常；Ⅲ级，包膜中度收缩硬化，可以触到假体硬化；Ⅳ级：包膜高度收缩，乳房明显硬化，外观可以看到乳房呈球形变硬。纤维包膜挛缩的预防措施：手术中防止损伤过多、防止出血和血肿、防止异物进入隆乳囊腔、防止术后乳房损伤等。一旦形成，必须手术治疗。

②血肿、感染：较常见的并发症。避免月经期手术，术前常规检查出凝血功能，术中仔细操作、术后囊腔内负压引流、术后常规应用止血药2～3天、抗生素预防感染等可有效避免。

③乳房假体移位：多发生于经腋窝切口胸大肌下假体植入者。术前设计好分离腔隙，术中充分剥离，术后加压包扎可避免。如果外部加压包扎不能矫正者需要再次手术。

④假体渗漏与破裂：乳房假体并不是终生无限期使用，在体内时间越长，假体渗漏破裂发生率越高。表现为乳房形态、大小发生改变，乳房突然变软或疼痛。结合B超或MRI检查可明确诊断。硅凝胶假体破裂后一般不会对人体构成危害，根据情况可考虑手术取出假体。

⑤乳头乳晕感觉障碍：发生于任何一种手术入路。术中分离腔隙时外侧勿过大，动作要轻柔，避免锐性分离，可降低损伤乳头乳晕的感觉支配神经来自第4肋间神经外侧皮支。

⑥气胸：很少见。预防方法是分离胸肌时，在肋骨表面分离胸肌，不要在肋间分离胸肌，以免进入胸膜腔。

2.自体脂肪颗粒注射隆乳术

自体脂肪的组织相容性好，不存在体内置入异物的顾虑，同时达到丰乳抽脂塑形的效果，临床实践证实该方法具有良好的有效性和安全性，无需手术，不留瘢痕，无需住院。但吸脂隆乳术由于受到每次注射至乳房的脂肪颗粒量不能太大，以及存在自身脂肪吸收等问题，仅适应于具有一定腺体体积且同时有可提供自体脂肪的女性，如果体型太瘦也是不适宜的。需要多次注射乳房外形才能有所改观。而且也偶有形成乳房硬结、脂肪液化形成囊肿甚至合并感染等并发症的发生。

第三节　乳腺增生症

乳腺良性增生性病变为一种综合性疾病，也是临床上最常见的良性乳腺疾病。由于对其本质、病理变化、病理诊断标准、临床转归及其与乳腺癌的关系等尚有诸多问题不明确或未能达成共识，国内外及各地之间对其命名尚未达成共识，因此本病的命名较多。

《WHO乳腺肿瘤组织学分类》中，将乳腺良性上皮增生性病变分成为：小叶内瘤、导管内增生性病变、导管内乳头状肿瘤、良性上皮增生（包括各型腺病及各型腺瘤）和肌上皮增生性病变等。但是在临床工作实践中发现，该分类法在临床疾病命名、指导临床诊断和治疗等方面尚不够精确。国内有病理学家推荐采用乳腺增生症，认为这一名称既反映了该病的本质，也符合基本病理变化，同时也提示了与乳腺癌发生的某些关系。此外，2003年版《WHO乳腺肿瘤组织学分类》中的"乳腺良性增生与DIN分级"章节所述的组织学分类除"导管内乳头状肿瘤"外均可是该疾病不同发展阶段的组织学改变形式。故我们亦认为乳腺增生症命名较合理。乳腺增生症的定义是指妇女内分泌功能失调所致的乳腺上皮和间质增生和复旧不全引起的一组非炎症性非肿瘤性疾病。

一、病因

乳腺增生症的病因尚未确定。一般认为，乳腺增生症的相关因素如下。①内分泌因素：多数学者认为与卵巢内分泌失衡有关，雌激素水平升高，孕激素水平下降会导致乳腺腺体增生过度或复旧不全而发生纤维化引发乳腺痛，组织结构发生紊乱，乳腺导管上皮和纤维组织不同程度的增生和末梢腺管或腺泡形成囊肿；临床观察抗雌激素治疗乳腺增生症有效支持这一观点。然而，乳腺增生症患者血浆激素水平并未发现异常，因此，有人提出乳腺增生症与乳腺组织对性激素敏感性增高有关。②其他因素：有报道称乳腺增生症与月经紊乱、卵巢及子宫疾病、人工流产、哺乳时间、服用避孕药及社会心理学因素等有关。此外，有学者发现，妇女体内不饱和脂肪酸比例减低可能引起雌激素和孕激素受体的异常敏感，从而导致乳腺腺体增生。

二、临床表现

周期性疼痛为该病的主要特征，不一定伴有结节，经前期由于内分泌激素的增多，乳腺组织充血、水肿，腺体和导管增生，乳腺体积增大导致疼痛，初为隐痛、钝痛或坠胀感，后可变为刺痛甚至刀穿样，可在一侧或双侧，大多位于外上象限，可向下颈部、腋窝或上臂内侧放射。当月经来潮后充血、水肿消退，疼痛减轻甚至消失。乳腺增生的肿块可以呈颗粒状、结节状或片状，大小不一，质韧而不硬，增厚区与周围乳腺组织分界不明显，少数患者可有乳头溢液，为淡黄色或淡血性浆液。

三、影像学检查的表现

（一）X线表现

乳腺小叶增生的直接征象为增生区域密度增高，如棉花状、云絮状、斑片状或如肿块状，病变可以局限于某一区域，多为外上象限，也可为广泛弥散于整个乳房。进一步发展乳晕后方区域出现边界清楚的卵圆形肿块，此区域导管扩张，呈长条或类圆形密度增高影，有时出现小点状钙化。平片无异常时，溢液乳腺导管造影可以显示溢液导管内光滑的充盈缺损，缺损端导管呈杯口状或圆形，梗阻近端导管扩张。病变再进一步发展腺体间可以见到弥散的不规则形肿块或结节，病灶密度高于正常腺体组织，边界不清。病灶如果单发时与癌难以鉴别。

（二）B超

所见乳腺增生早期，病变区乳腺组织较正常组织增厚，腺体形态、轮廓不规则，境界模糊不清，无包膜回声，病变内部回声低于正常组织，有时可见形态不一的片状微弱回声区。此时乳腺导管清晰，但排列紊乱。纵向扫描时，在中一高回声间可见排列不规则、内径不一致的管状无回声带，亦可出现交叉现象，但是互相不沟通。在做纵、横向扫描时，呈筛状低回声区，内径大小不一。当增生进一步发展乳腺小叶出现退化、萎缩，导管扩张后形成囊肿，在病变区出现小导管内径局限性增宽，呈5~10mm无回声区及包膜的回声，回声后方声影增强。当发展到硬化性乳腺病时，病灶内部回声呈低一中回声，也可以出现小片状弱回声区，及形状不一的线状回声，但后方回声减弱。

（三）CT和MRI表现

1.CT表现

病灶呈小片状或团片状多发密度增高影，边界不清，正常乳腺导管及腺体结构消失，当导管扩张时可以看到囊肿，此时病变区出现囊实性混杂密度影，似蜂窝状改变，有时伴有点状钙化。

2.MRI表现

增生的乳腺腺体于T_1加权像显示为低信号，与正常腺体信号一致或相似，临近脂肪组织呈高信号，对比之下有人称为雪花样改变。T_2图像上信号变化取决于腺体组织内水含量的多少，含水量越多信号越高，正常腺体组织含水量较增生组织多，所以呈稍高信号，与脂肪组织信号相仿。Gd-DTPA增强后增生越严重强化越明显。如果增生组织周围正常腺体无强化或强化不明显，一般提示无恶性病变，如果出现弥漫性强化即不能排除有恶性的可能。对于乳腺增生性病变目前影像学检查首选乳腺X线摄影，辅以B超扫描是最为有效的检查方法。

四、诊断

乳腺增生症的临床诊断包括完整的病史采集、体格检查、影像学检查以及必要时的病理学检查。采集病史主要包括疼痛的类型、与月经的关系、持续时间、位置以及相关问题。乳腺检查非常重要，任何肿物或结节都需要进行仔细的检查，特别要鉴别疼痛是来自乳房还是来自深面的肋骨。对乳腺增生症患者的影像学检查建议首选彩色超声检查，因为本病腺体丰富且多数患者年龄小于40岁，超声检查对致密腺体中的结节和囊、实性肿物的分辨率远优于钼靶X线检查。对年龄较大且腺体并不丰富者宜首选钼靶X线检查，必要时可行二者联合检查。对部分病例因肿块或结节形成，不易与纤维腺瘤和乳腺癌相鉴别，需结合必要的病理组织学检查（空芯针穿刺活检、细针穿刺细胞学检查或手术活检）进行确诊。乳腺增生症的诊断不难做出，但决不能盲目。患者就诊的主要原因是对乳腺癌的恐惧，对患者进行适宜的影像学检查和对可疑病变的病理组织学检查以排除亚临床癌是问题的关键。

五、乳腺增生症与乳腺癌的关系

临床上大多数的乳腺增生症发生乳腺癌的危险性并不会明显增加，据报道，乳腺增生症有2%～4%癌变的可能。乳痛症患者发生乳腺癌的危险性与正常人群并无差异，只有活检证实为非典型性增生时发生乳腺癌的危险性才会明显增加，即真正的癌前病变。且有学者对乳腺良性病变和乳腺癌的危险研究指出，非增生性病变、不伴有非典型性的增生性病变和非典型性增生发生乳腺癌的危险性逐渐升高，而非增生性病变与普通妇女发生乳腺癌的危险系数并不增加。对于乳腺增生症患者，出现乳头溢液（血性或浆液性）或不随月经周期改变的局限性腺体增厚时，临床应考虑有癌前病变或癌变可能。对于这样的患者需要临床病理检查以确诊并治疗；而对于乳腺增生症病理检查为单纯上皮细胞增生尤其是不典型增生时，需定期复查，及早预防。

六、治疗

乳腺增生症患者主要以乳腺痛和/或乳房"肿块"为主要症状。经过临床检查后确定无乳腺癌以及其他相关疾病后，多数患者不需要治疗；对疼痛明显或影响生活、工作者，常需要治疗。乳腺增生症的治疗并没有特别有效的方法，主要是对症治疗。

常用的治疗方法如下。

（1）改变生活行为：保持心情舒畅，避免生气、劳累，适当的体育锻炼，戒烟酒，饮食调节如低脂肪、清淡饮食均有利于乳腺增生症的治疗。

（2）药物治疗：达那唑（一种弱雄激素，美国FDA批准的唯一治疗乳痛症的药物），他莫昔芬和溴隐亭都是治疗乳腺增生症的有效药物，但是这些内分泌药物都会扰乱人体内激素平衡，故要权衡利弊。月见草油也可有效地治疗乳痛症，但作用很慢，治疗2个月后起效，明显的结果要在用药后4个月。

（3）中医药治疗：乳腺增生症属中医的"乳癖"范畴，宜以行气活血，软坚散结为治疗原则。中医药在治疗乳腺增生症方面有其独到之处，是国内目前治疗本病的主要手段。可予以辨证论治或中成药治疗，常用的有乳癖散结胶囊、乳康片和乳癖消等，均有明显的缓解乳房疼痛和消除乳腺结块的作用，且不良反应较小；乌鸡白凤丸和小金丸对缓解乳房疼痛疗效明显，适合于治疗乳痛症。但必需强调的是，一定要在明确诊断为乳腺增生症后方可用药。

（4）外科治疗：乳腺增生症本身并无手术治疗的指征，手术治疗主要目的是为了避免漏、误诊乳腺癌，或切除可疑病变。因此，手术指征主要包括：体检和影像学检查发现的乳房肿块，局限性腺体增厚，彩色超声检查发现的可疑结节，钼靶X线检查发现的微钙化等。

第四节　乳腺囊性增生症

乳腺囊性增生症是以乳腺小叶、小导管及末梢导管高度扩张而形成的以囊肿为主要特征，同时伴有一些其他结构不良病变的疾病。它与单纯性增生病的区别在于该病增生、不典型增生共存，存在恶变的危险，应视为癌前病变。囊性增生病完全为病理性，组织学改变不可逆。

一、发病情况

乳腺囊性增生症的发病年龄一般开始于30～34岁，40～49岁为发病高峰，主要为中年妇女，青年女性少见，绝经后发病率也迅速下降。其发病率在成年妇女约5％左右。

二、病因

本病的发生与卵巢内分泌的刺激有关。Goormaghtigi和Amerlinck在1930年已证明切除卵巢的家鼠注射雌激素后能产生乳腺囊性病。在人类，雌激素不仅能刺激乳腺上皮增生，也能导致腺管扩张，形成囊肿。

三、病理

（一）肉眼所见

乳腺内可见大小不等的囊肿，有大有小，呈孤立或数个小囊，囊内含有淡黄色或棕褐色液体。未切开前，囊肿顶部呈蓝色，故又称蓝顶囊肿。通常囊肿壁较薄，内面光滑；有的囊壁较厚，失去光泽，可有颗粒状物或乳头状物向囊腔内突出。

（二）镜下所见

可见囊肿、乳管上皮增生、乳头状瘤病、腺管型腺病和大汗腺样化生5种病变。

1.囊肿

主要由末梢导管高度扩张而成，若仅有囊性扩大而上皮无增生者称为单纯性囊肿，囊肿大时因囊内压力大而使上皮变扁平。囊肿壁由纤维肉芽组织构成，小囊肿上皮为立方状或柱状，增生不明显；若囊肿上皮呈乳头状生长时称为乳头状囊肿。

2.上皮瘤样增生

扩张的导管及囊肿内衬上皮可有不同程度的增生，轻者仅细胞层次增加或上皮增生呈乳头状突起。当若干扩张的导管和囊肿内均有乳头状增生时则称为乳头状瘤；当复杂分支状乳头顶部互相吻合成大小不等的网状结构时，称为网状增生；网状增生进一步增生拥挤于管腔内而看不到囊肿时称为腺瘤样增生；当增生的上皮呈片状，其中散在多数小圆孔时，称为筛状增生。增生上皮还可以呈实性。

3.乳头状瘤

末梢导管上皮异常增殖可形成导管扩张，增生的上皮可呈复层，也可以从管壁多处呈乳头状突向腔内，形成乳头状瘤。

4.腺管型腺病

以乳腺小叶小管、末梢导管及结缔组织均有不同的增生为特点。

5.大汗腺样化生

囊肿的内衬上皮呈高柱状，胞体大，核小而圆，位于细胞基底部，胞浆呈强酸性、颗粒样，游离缘可见小球形隆起物，这种上皮的出现常为良性病变的标志。

（三）病理诊断标准

乳腺囊性增生症具以上五种病变，它们并不同时存在：乳头状瘤、腺病和囊肿是囊性增生症的主要病变，各种病变的出现率与取材多少有关，如切片中找到5种病变中的3种或3种主要病变的两种即可诊断本病。

四、临床特点

（一）多种多样的乳房肿块

患者常常以乳腺肿块为主诉而就诊。肿块可发生于单侧或双侧，可见3种情况。

1.单一结节

肿块呈球形，边界可能清楚，也可能不清楚；可自由推动，囊性感。如果囊内容过多，张力大，也可以误诊为实性。

2.多个结节

多个囊性结节累及双乳，此种多数性囊肿活动往往受限。

3.区段性结节感

乳腺部分或全乳呈不规则的颗粒状或结节状，边界不清；结节按乳腺脉管系统分布，近似一个乳头为顶角的三角形或不规则团块。

（二）周期性的疼痛

规律疼痛与月经有一定关系，经前加重，且囊增大；经后减轻，囊亦缩小。

（三）偶见乳头溢液

乳头溢液为单侧或双侧，多为浆液性或浆液血性，纯血者较少。如果溢液为浆液血性或纯血性时，往往标志着有乳管内乳头状瘤。

五、辅助检查

（一）乳腺X线钼靶摄片

X线表现为大小不等的圆形、椭圆形或分叶状阴影，边缘光滑、锐利、密度均匀；X线所见肿块大小与临床触诊相仿。

（二）B型超声

B型超声显示，乳腺边缘光滑、完整，内皮质地稍紊乱，回声分布不均匀，呈粗大光点及光斑以及无回声的囊肿。

（三）近红外线检查

在浅灰色背景下可见近圆形深灰色、灰度均匀的阴影，周围无特殊血管变化；因囊肿所含液体不同，影像表现也不一样。含清液的囊肿为孤立的中心透光区，形态较规则。含浊液呈均匀深灰色阴影，边界清楚。

（四）磁共振成像（MRI）检查

典型的MRI表现为乳腺导管扩张，形态不规则，边界不清楚，扩张导管的信号强度在T_1加权像上低于正常腺体组织；病变局限于某一区，也可弥漫分布于整个区域或在整个乳腺。本病的MRI特点通常为对称性改变。

（五）针吸细胞学检查

多方位、多点细针穿刺细胞学检查对该病诊断有较大价值，吸出物涂片检查镜下无特殊发现。

六、诊断

由于本病的临床特点易与乳腺癌及其他乳腺良性疾病混淆，因此，该病的最后诊断唯有病理诊断结果。

七、治疗

乳腺囊性增生症是一种以上皮组织增生和囊肿形成为主的一种非炎、非瘤病变，它的恶变率达3%～4%。有人认为该病可以发生癌变，属于癌前期病变，所以临床处置应谨慎。

（一）手术

乳腺囊性增生症应以外科治疗为主。

1.手术目的

明确诊断，避免癌的漏诊和延误诊断。

2.手术原则

针吸细胞学检查为首选检查方法之一。对检查结果阴性、不能排除恶性者，须做手术探查。有条件者，应在做好根治术准备的情况下行快速冰冻病理检查，如果为恶性，则行根治术；如果不具备冰冻条件，也可先取病理，如果病理为恶性，应在术后2周内行根治术，这样对预后影响不大。

3.手术方案的选择

肿块类或属于癌高发家族成员，肿块直径在3cm以内，可行包括部分正常组织在内的肿块切除；根据病理结果，如有上皮细胞高度增生、间变者，年龄在40岁以上，行乳房大区段切除。

有高度上皮增生，且家族中有同类病史，尤其是一级亲属有乳腺癌者，年龄在45岁以上应行单纯乳房切除术。35岁以下的不同类型的中等硬度的孤立肿块，长期治疗时好时坏，应行肿块多点穿刺细胞学检查，如果阳性则行根治术；即使阴性也不可长期进行药物治疗，应行肿块切除送病理，根据病理结果追加手术范围。当然，也不可盲目行乳房单纯切除术。对随月经周期而出现的乳房一侧或双侧疼痛性肿块类，若长期药物治疗无效，可在肿块明显部位做切除组织病理检查，如无不典型增生者，行药物治疗观察。

（二）药物治疗

同乳腺单纯性增生。

第五节 乳腺腺病

乳腺腺病是常见的乳腺增生症的一种类型。1965年王德修等报道的120例乳腺增生症中，发现各型腺病共66例，囊性病46例。66例的平均年龄为35.6岁。其临床症状与单纯性乳腺上皮增生症（乳痛症）相类似，但在体征上与囊性增生病相近似。好发于30～40岁的中年妇女。

一、病因

其病因一般认为和内分泌紊乱及精神因素有关，即可能与卵巢功能紊乱，雌激素与孕激素比例失常，黄体素分泌减少，雌激素、促乳素分泌增多，导致乳腺组织增生而发病。

二、病理

（一）大体形态

手术切除标本多为灰白色较坚硬的肿块，无包膜与正常乳腺组织边界不清，肿块或结节可为1个或多个，其大小多在2cm以内。切面见灰白色或棕色半透明的颗粒状改变，有时和乳腺癌不易区别。

（二）镜下所见

主要改变可分为3型或3期。

1.小叶增生型

为腺病的早期形态，主要为乳腺小叶增生，小叶内导管及腺泡均增生，数目增多，小叶体积增大，纤维组织轻度增生，小叶内及小叶间见有淋巴细胞浸润，小叶境界仍保持清楚，小叶形态不规整或小叶间相互靠近。此型又可分为：

（1）腺泡型腺病：主要是小叶内腺泡增生，数目增多，腺泡上皮增生成两层或多层并充满腺泡腔中。

（2）腺管型腺病：主要为小叶内末端导管增生及腺泡导管化，导管数目增多，有的导管上皮增生呈乳头状突入腔内。

2.纤维腺病型

腺病的中期形态。此时乳头内腺管和纤维组织都增生，并有不同程度的淋巴细胞浸润。增生的纤维组织将腺管彼此分开，小叶结构紊乱，腺管上皮增生呈多层或形成乳头状、筛状，甚至完全充满管腔。小叶内导管扩张形成微囊。当腺管和纤维组织进一部灶性增生时，可形成纤维腺病瘤。

3.硬化性腺病型

（纤维化期）是腺病的晚期表现。其特点是小叶内纤维组织过度增生，致使管泡萎缩乃至消失，只残留萎缩的导管。见腺管受挤压扭曲变形，上皮细胞体积变小、深染，但细胞无异形性。

由以上病理分型可以看出乳腺腺病是由轻到重的渐进性病变过程，是多种形态的病变组合，每一时期是以某一种形态为主要变化，分别出现不同的大体形态和临床表现。

三、临床表现及诊断

本病好发于30～40岁中年妇女，平均年龄35岁，发病至就诊时间为2年左右，发病年龄较乳腺囊性增生病早5年左右。乳腺周期性疼痛和肿块为本病的主要表现，即月经前乳腺胀痛加重、肿块增大，行经后疼痛减轻或缓解、肿块变小。此种周期性疼痛常因病变分型而不一。在小叶增生型时，周期性疼痛非常明显，纤维腺病型时则疼痛减轻，硬化性胀痛型时几乎无疼痛。疼痛常为胀痛、针刺样痛或隐痛，可向患侧腋窝、肩部放射。

乳房肿块常为多个，常累及两侧乳腺。但亦可单发，肿块一般较小，直径多在2cm以上。肿块形状不一，呈片块状、结节状和条索状等，边缘不甚清晰。肿块硬度随纤维组织增生的程度而不一。小叶增生型时质韧，纤维腺病型时硬度中等，硬化性腺病型质硬，有时被误诊为癌。肿块触痛以小叶增生型明显，纤维腺病型次之，硬化性腺病时无触痛。小叶增生型患者月经常不规则，经期短，月经量少。乳腺肿块和疼痛常因胸闷不舒、性情急躁等情绪变化而改变，尤以小叶增生型患者，当情绪波动生气后疼痛加重，肿块增大变硬。

本病主要应与乳腺癌作鉴别，特别是在硬化性腺病型时，乳腺出现质硬、边缘不清的无痛性肿块时容易误诊为乳癌。若诊断有困难时可行钼靶X线摄影、肿物细针吸取细胞学等检查，常能协助诊断。

四、治疗

（一）中医中药

采用疏肝理气、化瘀散结的治法。可用中成药乳癖消片、乳疾宁片、乳康片、乳结消颗粒等药内服。还可用以下方剂煎服：柴胡9g、制香附9g、当归12g、赤白芍（各）12g、青陈皮（各）6g、全瓜蒌15g、桃仁12g、生牡蛎30g、泽兰12g、生甘草3g。若肿块痛甚者加炙乳没药（各）4.5g、延胡9g；肿块质坚加三棱9g、莪术12g、海藻12g；月经量少加益母草5g、丹参12g；月经提前加黄精12g、女贞子12g。

还可选用乳结消贴膏及药物胸罩外用，都可有一定疗效。针灸治疗可取肾俞、乳根、足三里、膻中为主穴。肾阴虚者加腰阳穴；痰凝者加丰隆；性情急躁、失眠、月经不调者加三阴交，每次选主穴2～3个，配穴1～2个，左右交替选穴，每天1次，或隔天1次，3个月为一疗程。

（二）碘制剂

常用5%碘化钾溶液10ml，每日3次，口服，或复方碘溶液（即卢氏液），其液每10ml内含碘0.5g、碘化钾1g，常用量为每次0.1～0.5ml（3～5滴），每日3次，口服。

（三）维生素类

维生素具有保护肝脏作用，可改善肝功能，从而加强肝对雌激素的灭活作用，调节性激素代谢；同时还能改善自主神经功能，达到治疗本病的目的。

1.维生素A

可促进无活性的过氧雄稀酮及孕稀酮转变成有活性的雄稀酮和孕酮，后两者有拮抗雌激素作用。常用量为每次2.5万U，每日3次，口服。每次月经结束后连用2周，如大剂量久服，可引起食欲缺乏、腹泻、四肢疼痛、肝大、嗜睡、呕吐等不良反应。

2.维生素E

是一种抗氧化剂，可抑制细胞间变，调节卵巢功能，使血清黄体酮/雌二醇比值上升，使成熟卵泡增多，黄体细胞增大，并抑制孕酮氧化，增加了孕酮的作用，从而纠正体内内分泌紊乱。常用量为每次100mg，每日3次，口服，连用3个月。其优点无不良反应，价格低廉。

3.维生素B_6

主要参与蛋白质及氨基酸的代谢。维生素B_6缺乏者可引起经前紧张者雌激素过剩。本药对调节性激素平衡有一定作用。每次20mg，每日3次，口服。

4.激素

一般主张不宜长期常规使用，因为如用之不当可产生体内激素平衡紊乱，只有其他疗法无效时，或患者疼痛症状较重时，才可慎重应用。

（1）雄激素疗法：①甲基睾丸素，每次5mg，每日2~3次，口服，每月总剂量不应超过300mg，长期应用可引起女性患者男性化等不良反应；②丙酸睾丸酮，每日25mg，肌内注射，共3~4天，如超量或长期应用，也可引起与甲基睾丸素相同的不良反应；③达那唑，每次200~300mg，每日2~3次，口服。

（2）三苯氧胺：对症状较重的患者，采用持续给药，每次10mg，每日2次，口服。对一般患者采用周期性给药，在月经后2~5天开始口服三苯氧胺，共用药15~20天。邢颖等采用三苯氧胺10mg，每日2次，1个月后改为10mg，每日1次，维持2个月为一疗程，结果证明近期疗程较好，但停药后有一定的复发率。服药时间较长的患者，停药后复发率减少，复发时间也较晚。

（3）溴隐亭：据文献报道总有效率可达70%~97%。其给药方法可分为：①连续性给药，即从月经来潮后第5日开始给药，到月经来潮时停止，连续停药4天。从小剂量开始；第一周前3天，1次服1.25mg，每日2次，后4天改为每日3次；第二周前3天，1次用2.5mg，每日2次，后4天均为每日3次，每次服2.5mg；以后一直维持此剂量不变；②周期性给药，即月经来潮后的第11~13天，每日用药1.25mg；第14日至下次月经来潮时服用1.25mg，每日2次。用药时间不超过6个月。

5.手术治疗

经过药物治疗疗效不明显，或临床上不易与乳腺癌相鉴别时，可采用手术治疗。手术方法包括肿块局部切除，肿块较多者可行经皮下乳腺全切术。术中最好做冰冻切片，避免误诊而行不应做的乳腺癌根治术。切除标本送病理活检，以明确诊断。

第三章 乳房良性肿瘤诊疗与护理

第一节 乳房纤维腺瘤

乳房纤维腺瘤是最常见的乳房良性肿瘤，占乳房肿瘤的50%左右。早在19世纪中叶，该瘤即被认识，并确定为良性肿瘤。Paget（1845）指出：乳房上皮细胞在该瘤的发生中占重要地位。Virchow（1863）将该瘤命名为腺纤维瘤或纤维腺瘤，并指出乳房纤维组织在该瘤的发生中也占据重要地位。Cheatle（1923）对该瘤的组织结构进行了更为深入细致的研究，根据增生的导管和纤维组织将该瘤分为管内型和管周型两种。中医学中，乳房纤维腺瘤属于"乳癖"的范畴，并对其进行了精辟的阐述，如"有乳中结核，形如丸卵，不疼痛，不发寒热，肤色不变，其色随喜怒而消长，此名乳癖"。该瘤实质上属于乳房间质组织与腺上皮的混合瘤，因此有些学者主张称其为纤维上皮混合瘤或腺纤维瘤，其实这只是乳房纤维与腺上皮增生程度的不同，并没有形态学的差异。如果肿瘤以腺管增生为主，纤维组织较少时称"纤维腺瘤"；如果增生的腺管数量较少，纤维组织在肿瘤中占主要成分，称"腺纤维瘤"；如瘤组织由大量的小腺管和少量纤维组织构成，称"腺瘤"，这3种情况，临床治疗和预后方面没有本质的区别。本病极少恶变为纤维肉瘤，变为癌者则更少见。

一、病因

本病的发生原因目前尚不十分清楚，一般认为与雌激素的刺激有密切关系。根据"种子土壤学说"，某一区域的乳房组织腺上皮细胞或纤维细胞对雌激素的异常敏感而发生过度增生即形成肿瘤，其主要依据如下：

（1）该瘤好发于性功能旺盛时期；

（2）妊娠时期乳房纤维腺瘤的生长速度迅速增加；

（3）动物实验证实，注射雌激素可诱发动物该瘤的发生。

二、病理

（一）肉眼所见

肿瘤通常有完整的纤维性包膜，少数尚属早期的腺纤维瘤包膜不完整或不清楚。肿瘤多呈球形或分叶状，与周围组织分界清楚，直径多在3cm以内，质地较韧而富有弹性。肿瘤包膜为质硬的纤维膜，肿瘤实质韧，切面呈瘤实质，边缘外翻状，并且呈不同的形态，当乳房腺上皮较多时呈棕红色，质地软，有黏液感，可见小颗粒状轻微隆起；纤维成分较多者呈灰白色，半透明，质地硬韧；当间质出现黏液变或水肿时，可见切面带有光泽、黏滑、质较脆，瘤间可出现大小不等的裂隙。病程长者可见纤维成分增多，切面呈编织状或玻璃样变性、钙化或骨化，乳房囊性增生性纤维瘤切面上可见小囊。

（二）镜下所见

本病的特点是腺上皮和结缔组织均有不同程度的增生，根据增生的比例不同可分为腺瘤、腺纤维瘤、纤维腺瘤3种基本类型。根据腺上皮和纤维组织结构的相互关系可分为管内型（又称管型腺纤维瘤）和管周型（又称乳管及腺泡周围型腺纤维瘤）。这只是人为的分型，其实它们之间并没有绝对的界限，生物学特点也无本质的差别，往往可以在同一肿瘤中存在着两种类型。

1.腺瘤

是由大量的小腺管上皮腺胞和少量纤维组织构成的腺瘤样结构，多数有完整的包膜。在妊娠期、哺乳期腺管上皮腺胞可呈现分泌现象，形成腺泡，腺泡内可见染色的乳汁，此期肿瘤可迅速增大。

2.腺纤维瘤或纤维腺瘤

腺纤维瘤是指肿瘤组织内腺管增生不明显，而是纤维组织构成瘤体的主要成分；纤维腺瘤是指瘤体以增生的腺管上皮细胞（包括肌上皮，立方上皮或柱状上皮）为主，纤维结构组织较少。其病理学上又分为两种类型。

（1）管内型腺纤维瘤：特点为间质增生的纤维组织挤压一个或多个乳管系

统，使其变长、弯曲或变形，多呈狭长分支裂隙，横切面上可见增生的纤维组织好似在管内生长，故命名为管内型腺纤维瘤。实际上纤维组织仍在管外。较大的腔隙内，存在上皮包围或伸入间质的乳头结构，腺上皮虽然仍为双层，但往往因受挤压而萎缩，变为扁平而紧密靠拢呈两排密贴状，甚至完全消失。时间较长的肿瘤，纤维组织可以变得致密，发生胶原变或玻璃样变，甚至可以发生钙化或骨化。此类型有恶变倾向，有报道在1%以下，应引起注意。

（2）管周型腺纤维瘤：主要由腺管和腺泡及腺管弹力纤维层外的纤维组织构成，腺体成分较多，增生的腺体大小、形态不一，可呈圆形、腺管形，部分腺管较细长，可伴有弯曲或分支。腺体由两层细胞构成，外层为细胞质透明的肌上皮，内层为单层立方或柱状上皮构成。增生的纤维组织围绕在腺管周围，大多较疏松而纤细，伴有黏液变性或较致密的纤维组织，部分可伴有胶原化及玻璃样变性或钙化等改变。

三、病程

从4天到23年。2/3的患者在2年以内就诊，多在无意中发现而就诊。初发现时常为1～2cm大小，在最初半年生长较迅速，大多数直径生长到2～3cm后，则生长变缓或停止生长。少数在月经期间肿块稍增大，月经期后再度缩小。如果近期内肿块生长突然增大加速，直径超过6cm时，应考虑恶变的可能。

四、临床表现

本病占青年妇女乳腺良性肿瘤的第1位，高于乳腺恶性肿瘤的几倍到十几倍。本病发病率高，尤其在青年妇女占乳腺疾病的首位。男性患本病者罕见。

（一）发病年龄

该病发病年龄在18～40岁，60%以上的患者是30岁以下的女性，其中20～25岁最多见。

（二）病史

患者多无明显的自觉症状，仅有14%的患者在月经期出现乳房钝痛、胀痛或隐痛，多数在游泳、洗澡时自己触及无痛性肿块，部分是由家长或乳腺疾病普查时发现。

（三）体征

肿瘤可发生在乳房的任何部位，但以外上象限最多见，占该瘤的3/4。肿瘤多为单侧乳房单发病变，但一侧乳房多发肿瘤并不少见，约占16.5%。亦可见双侧乳房同时或先后单发肿瘤，双侧乳房或先后多发肿瘤或一侧单发、一侧多发的患者。瘤体多呈圆形或椭圆形，边界清楚，表面光滑，无触痛，有的可呈分叶状，质地韧但活动度良好，无皮肤水肿及乳头内陷。肿瘤直径多为1.3cm，小者须在乳房的连续切片中才能发现，大者直径可＞10cm。月经周期对乳房纤维腺瘤的影响不大，但少数患者在月经周期出现不同程度的胀痛、隐痛、钝痛。

临床上将乳房纤维腺瘤分为3种类型。

1.青春期纤维瘤

发生于女性月经初潮前的乳房纤维腺瘤。本型较少见，其特点为生长速度较快，瘤体大，一般＞5cm，皆为青春期小乳房，因此可见肿瘤占据整个乳房，而使乳房皮肤高度紧张、发亮，有时发红，也可见表皮静脉曲张。

2.普通型

是最为常见的一种类型，瘤体直径多＜3cm。

3.巨大纤维腺瘤

发病多为青春期和绝经期女性，肿瘤生长迅速，在短期内可生长成较大的肿块，略有疼痛，多数瘤体在5～7cm，有报道直径＞20cm者多与妊娠及哺乳有关。

五、诊断

本病患者多数为青年女性，其发病高峰年龄在20～25岁，一般为外上象限的单发结节，但仍有16.5%的患者为多发性，也可双侧乳房先后或同时发生。对25岁以下未婚或未孕者，触诊时发现乳房肿块呈圆形或椭圆形、质地坚实、表面光滑、边界清楚、活动良好，无压痛及乳头分泌物，腋窝淋巴结无肿大，基本可以确定诊断。对于触诊发现肿瘤边界不清，或伴有腋窝淋巴结肿大者，应选择以下一项或几项检查。

（一）乳房 X 线摄片检查

乳房纤维腺瘤X线平片上表现为圆形或椭圆形阴影，密度均匀，边缘光整锐利。多发性纤维腺瘤表现为均匀一致、中等密度的阴影，大小不等。较大的瘤体肿块边缘可呈分叶状，但光整，界限清晰。肿块周围脂肪组织被挤压后可出现一薄层的透亮晕。部分组织可发生变性、钙化或骨化，但钙化极少见，多发于瘤体内，形状为片状、粗颗粒状，轮廓不规则，应与乳腺癌钙化相区别。乳腺癌钙化多呈线状、短棒状或蚯蚓状。青春型纤维腺瘤X线表现与其他纤维腺瘤相似，但极少有钙化，也无透亮晕，X线乳房导管造影表现为导管系统半球形受压移位。

（二）乳房液晶热图检查

两侧乳房血管热图分布均匀、对称，肿瘤为低温图像或呈正常乳腺热图像，与皮肤血管无联系或无异常血管图像。

（三）B 超检查

乳房纤维腺瘤超声图像呈圆形或椭圆形弱回声肿块，轮廓清晰，边界整齐，内部回声均匀，可有侧边回声，后壁回声增强，有的呈"蝌蚪尾"征肿块。故一般为弱回声，亦可见到中等强度的回声，但分布均匀。某些实性纤维腺瘤透声性很好，与囊性相似，少数纤维腺瘤其形态不规则，回声不均匀，或出现钙化而显示肿块后方声影。

（四）近红外线透照检查

多数乳房纤维腺瘤与周围组织透光度一致，部分呈边缘相对锐利、密度均匀的灰色阴影，周围血管无特殊改变。

（五）病理学检查

包括针吸细胞学，切取活体组织检查及切除活体组织检查。针吸细胞学检查对乳腺肿瘤诊断符合率达90%以上，如有以下情况者应行切除，并行快速病理学检测：

（1）患者年龄超过35岁以上者；

（2）有乳腺肿瘤家族史者；

（3）乳房肿块近期增长迅速加快者；

（4）乳房肿块伴有同侧腋窝淋巴结肿大者；

（5）肿瘤穿刺细胞学检查发现可疑癌细胞者；

（6）乳房特殊检查怀疑有恶性者。

六、鉴别诊断

本病与早期乳腺癌很相似，临床检查易误诊，应注意鉴别。其他应与乳腺囊性增生病、乳房结核等相鉴别（表3-1）。

表3-1　与乳房纤维腺瘤相鉴别的几种乳房肿块

鉴别点	乳房纤维腺瘤	乳腺囊性增生病	乳腺癌	乳房结核
年龄（岁）	20～25	20～40	40～60	20～40
病程	缓慢	缓慢	快	缓慢
疼痛	无	周期性疼痛	无	明显
肿块数	常为单个	多数成串	常为单个	不定
肿块边界	清楚	不清	不清	不清
活动度	良好	不受限	受限	受限
转移性病灶	无	无	局部淋巴结	无
脓肿形成	无	无	无	可有寒性脓肿

七、治疗

本病的治疗原则是手术切除。中医中药及激素治疗也有一定疗效。

（一）雄激素

在月经停止1周后开始服用甲睾酮至下次月经前结束，5～10mg/d，每个月经周期总量不超过100mg，治疗期间以不使月经紊乱为宜。用药半年无效即停药。但也有学者认为，雄激素易引起导管上皮增生，长期应用有癌变的可能，因此，应用雄激素应慎重。

（二）手术治疗

手术切除是治疗乳房纤维腺瘤的最佳方法，可以一次治愈，而不影响其功能。可采用肿块切除术、乳房区段切除术，部分患者可行单纯乳房切除术。最常用的方法是乳房肿块切除术。

1.手术时机

乳房纤维腺瘤的患者，应选择适当的时机进行手术治疗。

（1）＞25岁已婚妇女或＞30岁无论婚否的患者，应立即进行手术治疗，防止恶变。

（2）＜25岁未婚患者，能够确定诊断的，在不影响学习和工作的条件下，可行择期手术，但以婚前切除为宜。

（3）婚后未孕的患者，宜尽早手术，最好在孕前手术切除。

（4）怀孕后确定诊断者，应在怀孕后3～6个月内进行手术切除。

（5）如果近期肿块突然增长加速，应考虑恶变，尽快手术。

有报道，手术时的年龄越小，术后复发率越高，此意见尚需引起注意。

2.手术方法

较小或浅表的肿块，一般做放射状切口。此种切口与乳腺管平行，损伤乳腺管的可能性较小。如肿块在乳房下方较深的部位，可在乳房下缘胸乳褶处做弧形切口。当肿块与皮肤紧密粘连时，须做梭形切口，切除粘连部分的皮肤。切开皮肤及皮下组织直达肿块。如肿块有完整的包膜，必须将肿块连同包膜一并切除。为不遗留包膜，避免肿瘤复发，常需连同周围少部分的正常乳房组织一并切除。但要注意，不必切除过多的正常乳房组织，应彻底止血。乳房切口创面上的一些小血管出血，均应逐一缝合结扎止血，以免形成血肿后机化再产生硬结。严密缝合乳房腺体组织的创面，避免残留死腔。根据需要可放置橡皮片引流，缝合皮下组织及皮肤。最后，用绷带加压包扎伤口。

对手术切下的肿块，必须明确其性质，并做病理学检查。早期乳腺癌有时可被误诊为腺纤维瘤而被切除，如病理学检查结果属恶性，应及时进行乳腺癌根治性切除术。

3.手术治疗的注意事项

（1）切口选择：应以照顾乳房美学及功能（育龄妇女及未婚女性）及操作

方便为原则，少数患者还要照顾到可能进一步行乳房根治性切除的需要。一般采用与乳腺导管平行的切口，即以乳头为中心的轮辐状切口，不影响育龄妇女的功能；乳头附近的肿块，可采用乳晕边缘的弧形切口；乳房下方深部的肿块，应选择胸乳皱褶处的弧形切口。

（2）手术操作要点：①切除肿块以无瘤显露为原则；②尽量减少乳房组织内的丝线结扎，尽可能采用可吸收线缝合腺体组织；③肿瘤切除后，应严密止血，逐层缝合，避免留死腔；④根据需要决定是否放置引流物。

（3）切除组织应进行病理学诊断，如有条件应进行术中快速冷冻病理学检查，以避免漏诊早期乳腺癌。

第二节　乳房巨大腺纤维瘤

乳房巨大腺纤维瘤又称分叶型腺纤维瘤，占全部乳房肿瘤的1.56%，占乳房良性肿瘤的2.5%~6%。

一、命名

本病命名较混乱，给临床工作者在采取治疗方案中带来不便。1938年，Muller首先将该病命名为乳腺叶状囊肉瘤。对于这一名称，学者对其认识不同，在国内外的文献报道中对该瘤的命名也极为混乱，如巨纤维腺瘤、分叶型腺纤维瘤、腺肉瘤、叶状纤维腺瘤等。由于该瘤边界清楚，具有分叶状结构，与乳腺纤维瘤相同，是由纤维组织和腺上皮成分所构成的，但是，纤维细胞丰富而且排列紧密，有时可见黏液、脂肪、骨性及软骨样化生。肿瘤体积较大，直径一般超过5cm，最大者超过35cm，多数为良性经过，瘤的主要成分为上皮及纤维组织，故称巨大腺纤维瘤。部分肿瘤有较大的囊腔，切面有裂隙呈分叶状，因此部分学者仍沿用叶状囊肉瘤这个名称。近年来已基本认定巨大腺纤维瘤为良性，而分叶状囊肉瘤为恶性。1968年国内学者顾绥岳等把巨大腺纤维瘤与分叶状囊肉瘤分开为两个独立的疾病，且性质不同。

二、病因

本病的发病原因不明，许多学者认为该病与腺纤维瘤有相似的发病因素，即与内分泌失调有关。Helmuth发现巨大腺纤维瘤主要发生于未婚和未育的妇女；Finster认为该病多发生在多次妊娠和哺乳时期生理功能达到高峰的乳腺；Goodall认为多次生产及哺乳可使小的乳房纤维腺瘤迅速生长，变为巨大腺纤维瘤；Cumin等见到因妊娠而引起乳房纤维腺瘤迅速增大的现象。多数相关文献表明乳房巨大腺纤维瘤可发生于性成熟时期至老年不同年龄的女性，而以青春期和围绝经期为发病的两个高峰，不难看出该病的病因可能与雌激素的分泌和代谢失衡有关。

三、病理

（一）大体所见

肿瘤体积大小不等，小者直径有5cm，最大者可达45cm，一般为5～35cm，平均15cm。肿瘤多呈圆形、分叶状，与周围组织分界清楚，但无明显的包膜。切面呈浅红色或灰白色，质地软硬相间，带有大小不等的裂隙或呈囊腔状，有的裂隙狭长而弯曲，常将肿块分割成巨大的叶状，内含血性物、胶冻物或清亮的液体。瘤体内可伴有坏死黏液样变性、骨或软骨化生。

（二）镜下所见

肿瘤由上皮细胞和纤维组织共同组成，上皮细胞成分多少不一，分化良好，无异型性，组织结构似管内型腺纤维瘤。纤维组织显著增生，细胞数目增多，排列紧密，有时出现细胞的异型性和核分裂象、核异染、深染甚至出现多核巨细胞和畸形细胞。病理方面根据细胞的密度及异型性、核分裂多少以及肿瘤对周围的浸润程度，将其分为3级。

Ⅰ级：瘤细胞间变不明显，无异型细胞，核分裂象少见。

Ⅱ级：细胞中度间变，出现异型细胞，核分裂象4～6/HP（高倍视野）。

Ⅲ级：细胞高度间变，核分裂象＞7/HP，且出现肿瘤周围浸润现象。

这种分级对区别良性或恶性肿瘤有一定的帮助。有学者认为，在巨大纤维瘤组织学中出现细胞核深染、肥大，核有病理性分裂象即为恶性特征，按恶性处理。也有学者认为有细胞的异型性，并不一定都绝对是恶性。因为，从组织学上预测该肿瘤的生物学特性是很困难的，主要应从肿瘤切除后是否复发及转移等临床资料作为判断其良恶性的依据。因此对此类患者术后还应长期随访。

四、临床表现

（一）发病率

有文献报道本病占全部乳腺肿瘤的1.56%，占乳腺良性肿瘤的2.3%～6%。由于命名不一，故发病率的高低也难有一个较准确的数据。

（二）发病年龄和性别

乳房巨大腺纤维瘤可发生于13～86岁之间的各年龄组女性，以青春期和围绝经期为两个发病高峰，尤以后者更为多见。男性也可发生，而且可恶变，只是甚为罕见。

（三）病程

病程长短不一，1个月到10余年，有人报道最长时间达40年之久。有时肿瘤发生很快，可在数天内迅速增大，多数自发现肿块到手术时间不到1年。有文献报道，病程可能与妊娠和哺乳有关。

（四）症状和体征

一般临床症状不明显或有轻度的乳房胀痛，局部检查所见往往是整个乳房被巨大的肿物所占据。肿块以外上象限为最多见，约占32%；其次为乳晕下方，占15%；内下象限占13%。触诊时可见肿块呈凹凸不平分叶状圆形或不规则形，质地硬韧，有弹性，有时可有囊性感，边界多较清楚，与皮肤胸肌多无粘连，活动度良好，无乳头内陷及皮肤橘皮样变。肿块的大小一般＞5cm，有报道最大达45cm。一般局部皮肤正常，肿瘤较大时可见皮肤菲薄，略呈紫红色，皮温较高，皮下可见扩张的静脉。有时菲薄的皮肤可发生破溃，有脓性分泌物或恶臭。如巨大腺纤维瘤合并有分叶状囊肉瘤，即恶性型或癌变时局部检查主要表现为肿块活动度差，在皮肤和基底部之间粘连，不易被推动。

五、诊断

本病多发于青春期和围绝经期，病程长，常有长期存在的乳房小肿块，而在短时期内迅速长成巨大肿块的病史，但界限清楚，活动性好，与深浅部组织不粘连。本病的症状多不明显，少数患者有轻度的压痛和胀痛。如肿瘤小时，临床特点不明显，常须组织学检查证实。乳房X线片可见圆形或椭圆形致密阴影，阴影周围可见细透明晕，多无边缘毛刺样征。乳房B超检查可见球形实体病灶或实性与囊性混合的图像。乳房红外线透照检查，可见边缘清晰无血管改变的阴影，如伴有囊腔形成，可出现不均匀的阴影。乳房巨大腺纤维瘤的良恶性，主要依靠组织学检查，根据细胞的分级而定，但细胞有明显的异型性并不一定都是恶性，部分临床表现却是良性的，所以必须结合临床表现，多方面综合分析，来判断肿瘤的良恶性。

六、鉴别诊断

（一）乳房肉瘤

多与乳房周围组织粘连，与正常组织分界不清，患者有贫血，一般情况较差，X线有助于诊断。肉瘤表现为单个或多个结节，边界不完整，肿块境界与周围组织结构模糊不清，本病表现为巨大密度均匀的阴影，边界清楚，可见细透明晕。

（二）乳房纤维腺瘤

以青年女性（20～25岁）多见，一般体积较小，生长缓慢，质地较硬，多发或双侧发病者较多，而乳房巨大腺纤维瘤好发于青春期和围绝经期，肿瘤生长迅速，体积较大，常为单侧发病。两者较易区分。

（三）叶状囊肉瘤

两者在临床上较难以鉴别，但发病年龄可作临床鉴别的一项参数。顾绥岳等报道，巨大腺纤维瘤年龄较小者占76%，而叶状囊肉瘤40岁以上者占61%。杨名添等报道，巨大腺纤维瘤30岁以内者占61%，而叶状肉瘤40岁以上者占58%。明显分叶及有囊性感者，应先考虑为叶状囊肉瘤。乳房巨大腺纤维瘤与深部组织粘连，移动度差应疑为分叶状囊肉瘤。病理学鉴别主要表现在叶状囊肉瘤的间质中，出现恶性特征，即肉瘤成分（常见为纤维肉瘤结构），如细胞核深染、核大、核分裂象多见等。

本病的良恶性主要取决于纤维成分的性质，即纤维母细胞明显间变，核分裂象多见，局部浸润，作为判断恶性的主要依据。Treves等将纤维组织生长活跃、偶尔可见核分裂象者列为良性；纤维组织呈肉瘤样改变者为恶性；介于良恶性之间者为交界性肿瘤。发现恶性者，多数有转移，1/6有局部复发；交界类见局部复发；良性者预后好。

（四）乳腺癌

病史较短，肿块较小，质地较硬，边界不清，多有皮肤浸润，常见乳头内陷及皮肤"橘皮"样改变，伴有腋窝淋巴结肿大。乳房巨大腺纤维瘤病程较长，肿块较大、质韧，呈分叶状，部分尚有囊性感，边界清楚，皮肤菲薄，皮下静脉血管充盈，多无腋窝淋巴结转移。

七、治疗

本病多属良性，但有一定的恶变率，手术切除肿瘤是治疗本病最有效的方法。对年龄较大，如已进入围绝经期或者曾行纤维腺瘤手术后复发者宜行单纯乳房切除术（包括腺体、胸大肌膜及皮肤），以防肿瘤组织残留造成术后复发。对于年龄偏小、未婚未育的青年女性，若肿瘤较小，行肿瘤局部切除，尽量保留乳腺；若肿瘤较大，保留乳头及正常的乳房组织，行皮下肿瘤切除术。手术时用手指沿肿瘤被膜进行分离，否则因瘤体分叶状遗留肿瘤组织而易复发。术中行快速冷冻切片检查，证实为恶性者，应行整个乳房及区域性淋巴切除，术后辅以化疗及放疗，可获得满意的疗效。手术切口的选择以保持乳房完整形态，可行放射状切口或沿胸乳皱褶处的弧形切口。

第三节 乳房导管内乳头状瘤

乳房导管内乳头状瘤在临床上并不少见，占乳房良性肿瘤的20%。可分为大导管内乳头状瘤和中、小导管内乳头状瘤。文献对本病的命名也较多，如乳头状囊腺瘤、孤立性管内乳头状瘤、囊性腺状乳头状瘤、绒毛状乳头状瘤等，说明人们对它的认识是一个曲折的过程。乳管内乳头状瘤的好发年龄与乳腺癌相似或偏低。70%发病在35~50岁生育过的女性，其高发年龄组为40~48岁。本病的临床症状不明显，多数以无痛性乳头溢液就诊，部分在检查乳房其他疾病做病理学检查时被发现，所以该瘤的发病率很难确切统计，据临床观察，其比乳房纤维腺瘤及乳腺癌少见。

一、病因

本病的病因目前尚不十分明确，许多学者认为与乳房囊性增生病的病因相同，即与雌激素的水平高低有关。因为它们之间的病理表现基本一致，一般认为乳房导管内乳头瘤的发生与围绝经期女性雌激素分泌紊乱有关。

二、病理

（一）肉眼所见

大导管内乳头状瘤，瘤体位于乳头或乳晕下的大导管内，肿瘤直径一般为0.5~1.0cm，边界清楚，无纤维性包膜，多数为单发，少数可同时在几个大导管内发生，瘤体突出导管腔内，由许多细小的树枝突或乳头粘连在一起而形成"杨梅"样结节。结节有粗细、长短不同的蒂，也可广基无蒂，一般粗短的乳头状瘤纤维成分较多，切面呈灰白色，质地韧；细长且顶端呈颗粒状鲜红的乳头状瘤，质脆易出血，也易恶变。瘤体所在的部位导管扩张，内有浅黄色或棕色的液体存留，有时杂以黏液或血性液。中、小导管内乳头状瘤位于中小导管内，瘤体呈白色半透明小颗粒状，无蒂，附着于管，大小不等，数量不一，组织较韧，如形成肿块时，很容易误诊为乳腺癌。

（二）镜下所见

由导管上皮细胞及间质增生形成的乳头状肿物突入由扩张导管围成的腔内，以纤维组织和血管构成乳头的轴心，外面被覆1～2层立方或柱状上皮细胞。镜下所见根据乳头状瘤细胞分化的程度及间质细胞的多少，可将其分为以下几种类型。

1.纤维型管内乳头状瘤

其特点为乳头粗短，间质内纤维组织层丰富，乳头表面被覆的上皮多为立方或柱状，也可为上皮与肌上皮双层细胞。细胞排列整齐，分化良好，无异型性。由于瘤体内纤维组织成分较多，故称"纤维型管内乳头状瘤"，是临床上较为常见的一种。

2.腺型管内乳头状瘤

导管增生的上皮细胞构成细小的乳头，反复分支、迂曲，相互吻合形成不规则的腺样结构，间质内纤维组织较少，常呈细条索状夹杂在上皮细胞之间。

3.移行型管内乳头瘤

其特点为导管上皮高度增生，形成乳头，突人管腔。增生的上皮为立方或低柱状上皮细胞，细胞排列均匀一致，无异型性，排列似移行上皮。Saphir认为本型既无间质又无腺样结构的实性细胞团，具有潜在的恶性。

三、临床表现

（一）发病年龄及病程

本病可发生在20～60岁，其中以35～50岁最多见，约占70%。病程据国内文献报道，短为7天，长则达31年，1/3在1年内，1/4在5年以上。

（二）乳头溢液

乳头溢液是导管内乳头状瘤的主要症状，在无意中发现衣物上有血迹而就医者约占就诊患者80%。乳头溢液是自溢性的，常呈血性或浆液性。据Stout统计，血性溢液占78%，浆液性溢液为22%。生长在乳晕区的导管内乳头状瘤，乳头溢液最常见。乳头溢液来自乳管，血出于乳头表面。年轻的妇女分泌物常为浆液性，而老年妇女多为浑浊或乳样液。因肿瘤组织脆弱，血管丰富，轻微的挤压即可引起出血或分泌物呈铁锈色，是导管内乳头状瘤呈血性乳溢液的最常见原因。有的患者在发现乳头血性溢液后，可在乳晕区触及小肿块，按压时可引起轻微的疼痛和排液，排液后肿块可以变小或消失。乳头状瘤是否发生乳头溢液与乳头状瘤的类型和部位有关，发生在乳头中心部位的大导管内的乳头状瘤的乳头溢液症状最为常见。而当肿瘤位于乳头边缘部分，在中小导管内或腺泡内者乳头溢液的发生较少见。

对男性乳头溢液，应首先考虑为导管乳头状瘤，并高度警惕恶性的可能。有文献报道如果年龄在45岁以上的乳头溢血性液伴有乳房肿块，就考虑到导管乳头状瘤恶变的可能。

（三）疼痛

本病仅有少数患者有局部疼痛及压痛，常为乳房导管扩张、导管内类脂样物质溢出及炎症所致。

（四）乳房肿块

乳房肿块是乳房导管内乳头状瘤的主要体征。据国内文献报道，本病伴肿块者占66%～75%。触诊时可在乳头处、乳晕区或乳房的中心处触及肿块，多数肿块体积较小，一般直径为1～2cm，直径很少小于1cm，但也有3～7cm或更大者。单发性导管内乳头状瘤因导管阻塞扩张而引起，触及质地较软、光滑且活动的肿块，有时在乳晕旁可触及放射状条索。有文献报道，本病有肿块者占84%左右。如患者乳头溢液并触及小肿块，则95%可能为导管内乳头状瘤。也有的患者扪不到肿块，仅在乳晕区触到几个点状结节，实则为病变所在部位。按压乳晕处的肿块，可见血性液自相应的腺导管的乳头流出，由于肿块主要是乳头状瘤出血淤积而成，肿块往往在按压后变小或消失。因此，在体格检查时应轻轻按压肿块，以便留下部分血液，在手术时可根据乳头出血的相应乳管做标记，行乳房区段切除。

四、诊断

患者就诊时主诉乳头溢出血性或棕色浆液性液体，时有时无，具有间歇性。在乳房内可触及小肿块，可因挤压液体排出，肿块缩小或消失。体格检查时在乳晕内可扪及直径1cm左右的结节样肿块，伴有压痛。用示指缘沿乳管走行方向，自乳房基底部向乳头方向轻轻按压，按顺时针走行逐一按压，可避免症状、体征的遗漏。可在相应的乳头输乳孔处，见到有血性或浆液性液体流出。根据这些特点，临床诊断多不困难，对可疑病例可采用以下方法确定诊断。

（一）乳房 X 线平片

对本病的定位准确率不到30%，但可排除隐性乳腺癌引起的出血。由于乳房导管内乳头状瘤体积较小，密度淡，故X线片很难发现。当瘤体较大时，表现为导管扩张条索状阴影，或局部圆形致密影，边缘完整锐利，偶尔可见钙化。

（二）乳腺导管造影

对乳房导管内乳头状瘤具有较高的诊断及定位价值，尤其是对扪不到肿块的病例。肿瘤多位于1～2级乳腺导管内，表现为单发或多发的局限性圆形或椭圆形充盈缺损，可见远端导管扩张或梗阻现象，在主导管梗阻处可见杯口状肿块影，管壁光滑，无外浸现象。在分支导管主要为单个导管截断现象。导管造影可鉴别囊性增生或癌，亦能发现同一导管系统内的其他性质的病变，该检查方法简便，只用一钝头注射针头插入出血的乳管内，向内注射造影剂即可摄片诊断。

（三）乳房透照试验

在暗室内，用手电筒对乳房进行透照检查，以便根据积血的肿块可显示出不透光的区域，确定肿块的部位。

（四）超声检查

具有无创性、无痛苦、简便易行的特点，超声可见扩张的导管及其内的液性暗区，有时可见导管内的乳头状瘤及充盈缺损。

（五）乳头溢液细胞学检查

连续多次的乳头溢液细胞学检查，对良、恶性乳头溢液的鉴别诊断具有十分重要的价值。

（六）乳管内镜检查

对未触及肿块的乳头溢液病例可提高其诊断率。乳管内镜观察乳头状瘤为黄色或充血发红的实质性肿块，表面光滑呈桑葚状突向腔内，或呈息肉样隆起而周围管壁光滑，无凸凹不平现象。乳管内镜为最有价值的检查手段。

五、鉴别诊断

本病应与乳腺囊性增生病的囊性增生期、大导管或壶腹部炎症、导管扩张症、乳头状癌、乳头乳晕湿疹样癌等相鉴别。

（一）乳腺囊性增生病的囊性增生期

乳腺囊性增生病的病程以数周、几个月或几年不等，多数为周期性的乳房胀痛，尤其是月经前（月经来潮前7天左右）为重，经后症状减轻或消失。病史长者，该症状的周期性发作的规律性改变不明显。乳房的物理检查可发现孤立的或多发的呈条索、结节或片状肿块，边界不清，质地较韧，可活动、疼痛、触痛，是乳腺囊性增生病的3大特征，但并非这些症状全部出现。病理学改变主要为乳房腺管或腺上皮增生，增生上皮处的乳管扩张或形成囊肿。囊内可见增生的上皮呈乳头状瘤样改变，有时呈分叶状。乳头状瘤样改变的中央可见纤维管束，因此乳房囊性增生病也可见乳头溢血，但多数为浆液性溢液。

（二）大导管或壶腹部炎症

偶尔可见乳头溢液，多为脓血性，同时有明显炎症病史，溢液涂片细胞学检查，可见炎症细胞，诊断多不困难。

（三）导管扩张症

本病的乳房肿块也在乳晕区，局部发红、灼烧样疼痛、痒和肿胀等。本病的急性期，有急性乳房感染的表现，全部乳房水肿及乳头内陷，似炎性乳腺癌。部分患者有乳头溢液，但溢液为黏稠的凝块状，非自溢性，大部分因挤压而出。

（四）乳头状癌

乳头状癌肿块多位于乳房中央或乳晕深处，或乳晕区以外的乳腺组织中，往往伴有乳头血性溢液，临床上易与乳房导管内乳头状瘤相混淆。欲将两者区别开来，必须行病理学检查。显微镜下观察，乳头状瘤可见腺上皮、肌上皮两层细胞形成的乳头和排列规则的腺管细胞，无异型性，核分裂少见或缺如，往往伴有大汗腺样化生。乳头分支少，间质多而且乳头较粗大，可融合成复杂的腺样结构。而乳头状癌则相反，细胞异型明显，核分裂常见，邻近乳腺组织内一般无硬化性腺病，癌细胞内可见筛状结构。

（五）乳头乳晕湿疹样癌

虽起于乳头处的大导管，但乳头表面有湿疹样改变，而且皮肤增厚，常伴有乳头刺痛、瘙痒和烧灼感等症状。增厚的皮肤往往与正常组织分界清楚，血性分泌物不多，故易鉴别，但最后还须经病理确诊。

六、治疗

本病有一定的恶变率。临床凡确诊为本病者，手术治疗为其治疗原则。凡发现乳头有血性溢液者，应先明确出血导管的部位和性质，再根据具体情况确定手术方案。

（一）局部切除术

乳房导管内乳头状瘤是良性病变，恶变的概率不大。虽有部分学者认为本病为癌前病变，但大量的临床资料支持本病为良性病变。局部切除范围充足者，理应获得满意的疗效，在定位准确的条件下，可作为乳头状瘤的首选术式。

术前准确定位是手术成功的关键。因为部分患者术前触不到肿块，部分即使术前触到肿块，而在术中因挤压而缩小或消失。因此术前沿乳晕顺序轻压，当看到乳头有血性液溢出说明此处为病变部位所在，然后再用一钝性针头从溢液的乳头导管开口插入，再沿着针的方向做放射状切口或在乳晕缘做弧形切开皮肤，游离皮肤至乳头,轻轻将针头上下挑动,辨明乳管,找到扩张的乳腺管。

在乳晕下游离导管,直到乳头处,用中号丝线结扎切断,沿乳腺导管做锐性分离,横行剪除有病变的导管组织,分层缝合切口,或在放入乳管的针头内注入少量无菌亚甲蓝,作为手术切除病变的指标,将有着色的组织(包括导管)楔形切除,避免遗留病变。

本手术方法须注意以下几点:

(1)先以乳晕缘的弧形切口切开皮肤;

(2)在游离乳晕皮肤时不能过深,以防损伤乳腺管;

(3)在游离的皮下行放射状切开乳腺组织,避免损伤更多的乳管;

(4)如果要求哺乳者,仅游离出病变乳管,单行病变乳管切除。

(二)乳房区段切除术

临床上症状和体征符合乳头状瘤,病理也确定本病者,可行乳房区段切除术,即将整个乳管连同肿瘤及部分周围正常乳房组织一并切除。如肿块不明显,临床上出现血性溢液者,可行乳房局部或区段的按压,如出现溢液,在乳晕区未探及肿块,指压无出血者或有多发性乳头状瘤者,也可行乳房区段切除术。

(三)乳房单纯切除术

本手术主要适用于以下患者:

(1)年龄>50岁的患者;

(2)挤压乳房的多个区段,导致多乳管血性溢液者;

(3)病理诊断有局限性上皮高度不典型增生,细胞生长活跃,有恶变趋势者;

(4)>45岁、乳头状瘤为多发性、病灶范围广者。

(四)乳房导管内乳头状瘤治疗过程中的注意事项

(1)以乳头溢液就诊者,术前应排除生理状态、内科疾病或其他因素(如药物)引起的乳头溢液。

(2)明确病变部位可行局部或单纯乳管切除。

(3)无肿块发现而出血的乳管口不能明确者或压迫乳晕之外有出血者,可行局部或区段的乳腺切除。

（4）无肿块的多乳管出血，为某区段出血，＞40岁的患者乳房单切，＜40岁的患者局部切除或区段切除。

（5）双乳多乳管溢液且以血性为主，必须排除内分泌疾病所引起，不能贸然行双侧乳房切除术。

（6）＜35岁的患者仅在乳头挤压时有乳头溢液（非自溢者）而无肿块可严密观察，定期复诊，排除乳房囊肿病及导管扩张症。

（7）术前2天禁止挤压乳房避免排净积液，导致术中定位困难。

（8）切除组织均应行病理学检查，如提示细胞恶变，应及早行乳腺癌根治术或改良根治术。

第四节　乳房良性肿瘤患者的护理

一、评估要点

（一）术前评估

1.健康史

（1）评估病人的月经史、婚育史、哺乳史；饮食习惯、生活环境等。

（2）既往是否有乳房良性肿瘤。

2.身体状况

（1）乳房肿块大小、质地和活动度，表面是否光滑，边界是否清楚，肿块与深部组织的关系。

（2）辅助检查：包括术前实验室检查与手术有关的检查。

3.心理-社会状况

了解患者情绪状态；有无焦虑心理；其对疾病及手术的认识程度。

（二）术后评估

1.术中情况

了解麻醉方式与效果、手术方式及病灶处理情况、术中情况与补液情况。

2.术后情况

评估生命体征、切口敷料及引流情况、病人心理反应等。

二、主要护理问题

（一）慢性疼痛

与内分泌失调导致乳腺实质过度增生有关。

（二）知识缺乏

缺乏疾病诊治的相关知识。

（三）焦虑

与乳头溢液、缺乏乳房导管内乳头状瘤诊治的相关知识有关。

三、护理措施

（一）术前护理

1.心理护理

介绍住院环境，告知疾病的有关知识，说明治疗、手术的必要性、手术的方法、术后恢复过程及预后情况，消除顾虑和恐惧心理。

2.减轻疼痛

乳腺囊性增生疼痛时局部乳房用宽松的乳罩托起，遵医嘱服用中药调理或其他对症治疗药物。

3.术前准备

做好术前常规实验室检查和B超、红外线扫描、钼靶摄影等。备皮范围上至锁骨上部、下至脐水平、两侧至腋后线，包括腋窝和同侧上臂上1/3处。

（二）术后护理

1.病情观察

严密观察生命体征变化，并记录。

2.体位与活动

全麻患者术后平卧位，麻醉清醒后改半卧位，以利于呼吸。6天后可下床活动。局麻活动无限制。

3.饮食护理

麻醉清醒或术后6天可正常饮食，局麻者饮食不受影响。

4.管道护理

妥善固定引流管并保持负压状态，定期挤压，保持其通畅，观察引流液的量、性质、颜色，定时倾倒、并记录。

5.切口与疼痛护理

观察切口敷料情况。术后给予疼痛评分，疼痛者及时给予处理。

6.用药护理

遵医嘱予补液等常规治疗，观察药物疗效及不良反应。

7.心理护理

给予心理疏导，保持情绪稳定。

8.健康教育

（1）指导患者乳房自我检查的方法。

（2）定期门诊复查。

第四章　乳腺癌的诊疗与护理

第一节　乳腺癌的分类、病理和分级

一、组织学分类

乳腺癌组织形态较为复杂，类型众多，需综合判断分类。且乳腺癌多为混合型癌，即在同一块癌组织中，甚至同一张切片内可有两种以上类型同时存在，对这种混合型癌常以占优势的成分诊断命名，次要成分可在其后备注。目前乳腺癌的分类，在实际应用中仍未统一，国内乳腺癌的分类如下。

（一）非浸润性癌

指癌瘤最早阶段，病变局限于乳腺导管或腺泡内，未突破基底膜时称非浸润癌。

1.小叶原位癌

起源于小叶导管及末梢导管上皮的癌，癌细胞未突破末梢乳管或腺泡基底膜。此型约占乳腺癌的1.5%。病变组织切面呈粉红色半透明稍硬颗粒状区，病变大多呈多灶性，癌细胞体积较大，形态一致，排列紊乱；细胞质较丰富，淡染；细胞核稍大，染色质细致，分布较均匀，核分裂象少见。常累及双侧，发展缓慢。

2.导管内癌

发生于中心导管的原位癌，癌细胞局限于导管内，未突破管壁基底膜。病变可累及导管，范围广或呈多中心散在分布，根据癌细胞排列具有4种特征性图像：实质性、粉刺状、乳头状和筛状。这4种图像常混合存在，但在一个肿瘤中常以某一图像为主。

（二）早期浸润癌

从非浸润性癌到浸润性癌是一个逐渐发展的过程。其间经过早期浸润阶段，根据形态的不同，分为两类。

1.早期浸润小叶癌

小叶原位癌穿过基底膜，向小叶内间质浸润，但仍局限于小叶内，尚未浸润至小叶范围之外。

2.早期浸润导管癌

导管内癌少量癌细胞突破导管基底膜，开始生芽，向间质浸润但浸润范围小。

（三）浸润性癌

癌组织向间质内广泛浸润，形成各种形态癌组织与间质相混杂的图像。浸润性癌又分为浸润性特殊型癌和浸润性非特殊型癌。

1.浸润性非特殊型癌

（1）浸润性导管癌：最常见的乳腺恶性肿瘤，导管中浸润成分不超过癌实质半量。若超过半量，则以其浸润性成分的主要形态命名。肉眼和显微镜下表现多样，肿瘤细胞常排列呈巢状、条索状和腺样结构。

（2）浸润性小叶癌：小叶癌明显向小叶外浸润，包括小细胞型浸润癌。癌细胞形态似小叶原位癌，通常只有少量核分裂。癌细胞常呈单行线状，或围绕导管呈靶环状排列，亦可单个散布于纤维间质中。有时可见残存的小叶原位癌成分。

（3）硬癌：约占乳腺癌总数的10%，癌实质少，纤维间质多为特点。体积小，质地硬，切面瓷白色，癌边缘呈蟹足状向周围浸润。

（4）单纯癌：较多见，约占乳腺癌一半以上。癌组织实质和纤维间质成分接近，癌细胞常集聚成小巢，片状或粗索状，也可有腺样结构。

（5）腺癌：癌实质中腺管状结构占半量以上者。癌细胞异型性明显，腺管形态不规则，层次不等。

（6）髓样癌：癌组织主质为多，间质少。瘤体可达巨大体积，切面灰白色，中心部常有坏死。根据间质中淋巴细胞浸润程度的不同，可分为两个亚型：淋巴细胞浸润少的为非典型髓样癌；浸润多者为典型髓样癌。后者预后好，常划入浸润性特殊型癌内。

2.浸润性特殊型癌

（1）乳头状癌：大导管内癌，极少由大导管内乳头状瘤演变来。多见于50～60岁妇女，肿块单发或多发，部分有乳头溢液，大多血性，溢液涂片可找到癌细胞。切面呈棕红色结节，质脆，结节内有粉红色腐肉样或乳头状组织。此癌生长缓慢，转移也较晚。当癌实质一半以上表现为腺管样结构时，可诊断为腺癌。

（2）黏液腺癌：又称胶样癌，较少见。发病年龄大，生长缓慢，境界清楚，切面为半透明胶冻样物，显微镜下可见癌组织中含有丰富黏液，黏液位于肿瘤细胞内或肿瘤细胞周围。单纯的黏液癌恶性程度较低，腋下淋巴转移较少见，预后较浸润性导管癌为好。

（3）髓样癌伴大量淋巴细胞浸润：癌细胞较大，胞质丰富，淡嗜碱性，胞膜不清，常互相融合。胞核空泡状，核仁明显，分裂象多见。癌细胞密集，常呈片块状分布，偶见乳头状结构成弥漫分布。间质纤维少，癌周边界清楚，癌巢周围有厚层淋巴细胞浸润。

（4）乳头乳晕湿疹样癌：又称佩克特（Paget）病。此癌形态特征为乳头、乳晕皮肤呈湿疹样改变和表皮内出现一种大而有特征性的Paget细胞。此癌多数合并导管内癌和小叶原位癌，部分为浸润性导管癌等。

（5）小管癌：又称管状癌，是一种高分化腺癌，癌细胞呈方形或柱状，大小相当一致，异型性不明显，核分裂象少见。大部分癌细胞排列成大小比较规则的单层腺管，散乱浸润于间质中，引起纤维组织反应。

（6）腺样囊性癌：又称腺囊癌，是一种具有特殊的筛状结构的浸润性癌。此肿瘤具有在唾液腺瘤中所见到的典型结构，由基底细胞样细胞形成大小、形态不一的片状或小巢，内有数目不等、大小较一致的圆形腔隙；腔面及细胞片块周围可见肌上皮细胞。此癌在乳腺并不常见。

（四）其他罕见癌

1.分泌型癌

癌细胞淡染，排列成条索、腺样或巢状，有显著的分泌现象。癌细胞内和腺样腔隙中有耐淀粉酶PAS阳性物质。此型预后较好，多见于儿童，不应与妊娠妇女的导管癌相混淆。

2.富脂质癌

又称脂质分泌型癌，癌细胞大，胞质透明或呈泡沫状，内含大量脂质，脂肪染色呈强阳性。胞核不规则，核仁明显。癌细胞排列方式不定，可伴有导管内癌或小叶原位癌成分。有些尚不清楚究竟来自小叶或导管的肿瘤被称为小细胞癌和印戒细胞癌等。

3.腺纤维瘤癌变

腺纤维瘤内的腺上皮细胞部分或全部呈恶性状态，可表现为导管内癌或小叶原位癌，亦可进一步发展为浸润性癌。应排除其他型癌侵犯腺纤维瘤。

4.乳头状瘤病癌变

乳头状瘤病的病变内出现灶性癌组织区，且两者在形态上有过渡性改变。癌变区常表现为导管内癌。

5.伴化生的癌

乳腺癌组织中，除了可见到浸润性导管癌以外，偶可见到不同类型的化生性改变，如部分腺上皮形成扁平细胞；间质中出现骨、软骨成分等。这些肿瘤仍然归原来的组织类型，但须注明化生成分。常见的化生性改变有：鳞状上皮化生，梭形细胞化生，软骨和骨型化生以及混合型化生，后者是前述类型的混合。

二、分级

肿瘤的组织学分级与患者预后的关系早已引起肿瘤学家的重视。乳腺癌的分化程度与预后有十分密切的关系，但各种分级标准的差异颇大。乳腺癌组织学分级主要从腺管形成的程度、细胞核的多形性以及核分裂计数3个方面进行评估。以下为不同的分级。

（一）SBR 分级标准

1.分化程度估计

根据形成腺管或乳头的能力：

（1）整个肿瘤可看到为1分。

（2）不容易发现为3分。

（3）1分与3分之间为2分。

2.多形性

（1）核规则、类似乳腺上皮为1分。

（2）核明显不规则，有巨核、畸形核为3分。

（3）1分与3分之间为2分。

3.核分裂数（×400）

（1）1/10HPF为1分。

（2）2/10HPF为2分。

（3）＞2/10HPF为3分。

（二）WHO 分级标准

1.腺管形成

（1）＞75%为1分。

（2）10%～75%为2分。

（3）＜10%为3分。

2.核的多形性

（1）核小、规则、形态一致为1分。

（2）核的形状、大小有中等度的变化为2分。

（3）核的形状、大小有明显变化为3分。

3.核分裂数（×400）

（1）0～5/10HPF为1分。

（2）6～10/10HPF为2分。

（3）＞11/10HPF为3分。

（三）我国常见恶性肿瘤诊治规范的分级标准

1.腺管形成

（1）有多数明显腺管为1分。

（2）有中度分化腺管为2分。

（3）细胞呈实性片块或条索状生长为3分。

2.细胞核大小，形状及染色质不规则

（1）细胞核大小、形状及染色质一致为1分。

（2）胞核中度不规则为2分。

（3）细胞核明显多形性为3分。

3.染色质增多及核分裂象（×400）

（1）1/10HPF为1分。

（2）2～3/10HPF为2分。

（3）>3/10HPF为3分。

各标准的3项指标所确定的分数相加，3～5分为Ⅰ级（分化好），6～7分为Ⅱ级（中等分化），8～9分为Ⅲ级（分化差）。

（四）乳腺癌组织学分级的意义

乳腺癌组织学分级的预后意义早为大家所认识。我们对有5年以上随访的476例乳腺癌患者进行了分级研究，其结果是组织学分级和生存情况为Ⅰ级、Ⅱ级和Ⅲ级的5年生存率分别是82%、63.4%和49.5%，其差别有显著性意义（$P<0.01$）。在同一临床分期内，患者的5年生存率随着组织学分级的提高而下降。

组织学分级与DNA增殖指数和DNA倍体有关，分化好的乳腺癌增殖指数低，反之分化差的增殖指数高。利用流式细胞证实了二倍体的乳腺癌，常是分化好的，而异倍体的乳腺癌常是分化差的。组织学分级和生长因子受体、癌基因产物的表达也有关，Ⅲ级乳腺癌常有上皮生长因子受体的表达，提示预后差，某些癌基因产物如C—erbB 2的表达提示患者预后较差，常在Ⅲ级乳腺癌中表达。

乳腺癌的组织学分级和组织学分型均为影响乳腺癌预后的病理因素，两者中组织学分级比分型对判断患者的预后更有意义。

虽然组织学分级和分型均为独立的预后因素，但淋巴结有无转移、肿瘤大小更是影响患者预后的重要因素。与预后有关的3个因素为：

（1）肿瘤大小（病理测量）；

（2）组织学的淋巴结分期；

（3）组织学分级。并在COx分析中得出预后指数的公式：预后指数＝0.2×肿瘤大小+淋巴结分期+组织学分级。预后指数增高的患者预后差，以后多量的病例分析也证实了他们的论点。

三、临床分期

目前最常用的国际TNM分类分期是为统一治疗设计和分析治疗效果，国际共同遵守的方案。

（一）TNM 分期系统的一般法则

TNM分期系统主要依据为疾病所累及的解剖范围，分期仅适用于癌，并需组织学证实。

T：原发肿瘤的范围，应有体格检查及影像学检查的资料。

N：区域淋巴结，分类依据体格检查及影像学检查。

M：远方转移状况，应根据体格检查及影像学检查。

（二）国际抗癌联盟（UICC）分类分期

1.临床分类

T：原发肿瘤。

Tis：浸润前期癌（原位癌），非浸润性导管癌，非浸润性小叶癌，局限于乳头乳腺实质内无明显肿块的乳头乳晕湿疹样癌（Paget病）。

T_0：乳腺内未触及肿瘤。

T_1：肿瘤最大直径≤2.0cm。

T_{1a}：与胸肌筋膜或胸肌无粘连。

T_{1b}：与胸肌筋膜或胸肌有粘连。

T_2：肿瘤最大直径>2.0cm，但≤5.0cm。

T_{2a}：与胸肌筋膜或胸肌无粘连。

T_{2b}：与胸肌筋膜或胸肌有粘连。

T_3：肿瘤最大直径＞5.0cm，或肿瘤为两个或更多。

T_{3a}：与胸肌筋膜或胸肌无粘连。

T_{3b}：与胸肌筋膜或胸肌有粘连。

T_4：无论肿瘤大小，只要直接侵犯胸壁或皮肤，胸壁指肋骨、肋间肌和前锯肌，不包括胸大肌。

T_{4a}：肿瘤与胸壁固定。

T_{4b}：患侧乳房皮肤水肿、浸润或溃疡（包括"橘皮"样变，或局限于同侧乳房的卫星结节）。

T_{4c}：T_{4a}和T_{4b}均存在。

T_{4d}：炎性乳腺癌。

T_x：肿瘤灶已被切除，资料不详。

N：区域淋巴结。

N_0：同侧腋窝未触及活动的肿大淋巴结。

N_1：同侧腋窝有活动的淋巴结。

N_{1a}：考虑淋巴结内无转移。

N_{1b}：考虑淋巴结内有转移。

N_2：同侧腋窝淋巴结融合成团或与其他组织粘连。

N_3：同侧锁骨上、下淋巴结内转移或有上肢水肿（上肢水肿或因淋巴管阻塞所致）。

N_x：淋巴结情况不详。

M：远处转移。

M_0：无远处转移证。

M_1：有远处转移，包括皮肤浸润超过同侧乳房。

M_1：用下列标志进一步指明范围：肺PUL；骨髓MAR；骨OSs；胸膜PEI；肝HEP；腹膜PER；脑BRA；皮肤SKI；淋巴结LYM；其他OTH。

2.临床分期

Tis原位癌：乳头乳晕湿疹样癌（Paget病），非浸润性导管癌，非浸润性小叶癌。

Ⅰ期：$T_{1a}N_{0—1a}M_0$

$T_{1b}N_{0—1b}M_0$。

$T_0N_{1b}M_0$。

Ⅱ期：$T_{1a-1_b}N_{1_b}M_0$。

$T_{2a-2_b}N_{0-1_a}M_0$。

$T_{2b}N_{1b}M_0$。

Ⅲ期：任何T_3和任何NM_0。

任何T和任何N_2M_0。

任何T和任何N_3M_0。

Ⅳ期：任何T，任何N，M_1。

四、病理分期

（一）pT 原发肿瘤

与TNM分类之T分类一致。

（二）pN 区域淋巴结

要求手术切除的标本最少须包括腋窝低位组淋巴结，并且一般须包括6个或更多数目的淋巴结。

pNx：区域淋巴结无法分析（手术未包括该部分或过去已切除）。

pN_0：无区域淋巴结转移。

pN_1：同侧腋窝淋巴结转移，可活动。

pN_{1a}：只有微小转移≤0.2cm。

pN_{1b}：淋巴结转移>0.2cm。

pN_{1b}：Ⅰ转移淋巴结1~3个，0.2cm<转移灶<2.0cm。

pN_{1b}：Ⅱ转移淋巴结4个或更多，0.2cm<转移灶<2.0cm。

PN_{1b}：Ⅲ淋巴结转移灶浸出包膜，<2.0cm。

pN_{1b}：Ⅳ转移淋巴结>2.0cm。

pN_2：同侧腋窝多个转移淋巴结互相融合或与其他组织固定。

pN_3：同侧内乳淋巴结转移。

（三）pM 远处转移

与临床TNM分类之M相同。

第二节　乳腺癌的临床表现和相关检查

一、临床表现

乳腺癌的早期可无症状，随着病情发展，可能表现出局部及全身症状。

（一）肿块

肿块是乳腺癌的首发症状，特别是无痛性小肿块常为乳腺癌最早的征象。国外报道，多数肿块位于外上象限，其次是内上及乳头乳晕区，下象限者较少。肿块大小以2～3cm比较常见，多为单发，偶可多发。肿块多呈圆形或卵圆形，边界欠清，一般都为硬结，活动度都较差。

（二）疼痛

多数乳腺癌患者缺乏疼痛症状。由于疼痛发生较少，故乳腺癌不易被早期发现。疼痛常表现为乳房刺痛、胀痛或隐痛，如癌周伴有乳腺囊性增生也可出现周期性疼痛。

（三）乳房皮肤改变

乳腺组织被位于皮下的浅筋膜所包绕，深浅筋膜之间由Cooper韧带相连。由于浅筋膜与皮肤相连，当乳腺癌侵及乳腺间的Cooper韧带使之缩短时，会牵拉皮肤，使局部皮肤凹陷，如同酒窝，称"酒窝征"。另外肿瘤直接与皮肤粘连也可能造成此种情况。酒窝征在乳腺癌较早时即可出现，在患侧手臂上下活动时更为明显。

1.发红及肿胀

生长较快、体积较大的肿瘤，可出现皮肤表浅静脉怒张，肿瘤局部皮温升高。如肿瘤接近皮肤表面时皮肤可发红。如癌细胞阻塞了皮下淋巴管，即可出现皮肤水肿，呈"橘皮"样变。

乳腺癌皮肤红肿以炎性乳腺癌最为典型，皮肤颜色浅红或深红，由局限的一块很快扩展到大部分乳房，乃至全乳。触诊时，整个乳房增厚、变硬，皮温增高，且肿胀粗糙，有明显的"橘皮"样变。

2.皮肤破溃

肿瘤发展到晚期，肿块长大，可使皮肤隆起，如血液供应不足，随着皮肤发红，变薄，可发生破溃。患者常伴疼痛，有时剧痛难忍。由于创面有大量的坏死组织及血性分泌物渗出，患者常因此出现消瘦、贫血征象。

3.皮肤结节

结节分布在病变周围的皮肤时，称"卫星结节"，它是癌细胞沿淋巴管、乳腺导管或皮下筋膜梁索直接浸润于皮肤所致。卫星结节可单个或数个，后者多呈分散分布。

4.铠甲癌

数个皮肤结节融合成片，覆盖整个患侧胸壁，并可延及腋窝至背部，甚至可超过胸骨中线，延伸到对侧胸壁。厚硬成板块的皮肤好似古代士兵所穿的铠甲，故称"铠甲癌"。

（四）乳房轮廓改变

当肿块较大时，乳房可有局部隆起，乳房增大。当肿瘤累及皮肤或胸肌时，乳腺癌铠甲样皮肤可使乳房变硬、缩小。患者端坐时，患侧乳房可抬高。

（五）乳头乳晕改变

1.乳头回缩及朝向改变

乳头扁平、回缩、凹陷、朝向改变，直至完全缩入乳晕下，看不见乳头。乳腺癌所致的乳头下陷与先天性乳头内陷不同。后者经常可用手牵拉提出，而乳腺癌所致的乳头回缩不可能被拉出，而且凹陷的乳头下或周围可扪及肿块。

2.乳头的湿疹样改变

最初为乳头瘙痒，乳头上皮增厚、脱屑、渗液，逐渐出现糜烂而反复结痂、剥脱，乳晕皮肤剥脱后出现红色肉芽，乳头可慢慢变平，最后消失。

（六）乳头溢液

乳头溢液伴肿块者，乳腺癌所占的比例较大。溢液可以是无色、乳白色、淡黄色、棕色、血性等；可以呈水样、血样、浆液性或脓性；溢液量可多可少，间隔时间也不一致。

（七）区域淋巴结肿大

1.腋淋巴结转移

最为常见，转移灶较小时，淋巴结不肿大，或肿大不明显，较难触及。转移病变一般是累及胸肌外侧淋巴结，触之多较硬，不规则，活动度欠佳，晚期可侵及锁骨上淋巴结。

2.锁骨上淋巴结

转移淋巴结多位于左侧锁骨上窝或右侧锁骨上窝，病灶较硬，一般较小。

3.内乳淋巴结

转移常不显著，术前无确诊的方法，只有肿瘤生于乳房内半部时，则在扩大根治手术时才能发现。

4.腋窝淋巴结广泛转移

触诊可触到腋窝或锁骨上有固定、融合肿大的转移淋巴结。

（八）远处转移表现

乳腺癌可经血液或淋巴途径发生远方转移，好发部位以肺、胸膜、骨、肝、脑及软组织较多见。

1.肺及胸膜转移

肺是乳腺癌常见的转移部位，常表现为结节性多发转移，多为双侧。可出现咳嗽、呼吸困难、咯血、胸痛等。胸膜转移主要表现为咳嗽、疲乏、虚弱、呼吸困难，部分患者有胸痛。

2.骨转移

最易受累的部位依次为脊柱、肋骨、骨盆及长骨，亦可出现在肩胛骨、颅骨等。主要表现为疼痛。

3.肝转移

肝转移灶较小时，并无特殊症状，当肿块较大，或较广泛时可出现肝大、肝区疼痛、食欲减退、腹胀等。晚期可出现黄疸、腹水等症。

4.脑转移

脑转移主要表现为脑膜及脑实质转移，头痛及精神状态改变是常有的症状，并可出现脑功能不全、视力障碍等。如脊膜受到侵及可出现背痛、感觉障碍、膀胱功能障碍、排尿困难等。

二、辅助检查

（一）超声检查

超声检查无损伤性，可以反复应用。对乳腺组织较致密者应用超声检查较有价值，但主要用途是鉴别肿块系囊性还是实性。超声检查对乳腺癌诊断的正确率为80%～85%。乳腺癌肿块外形多不规则，通常无包膜，边缘粗糙不整，多呈锯齿状、蟹足状；肿块内部回声多为低回声，也可呈中或高回声，分布强弱不均；可有散在、成簇或弥漫分布的针尖样或颗粒样钙化；肿块后方回声多衰减，可有皮肤或胸肌浸润；肿块血液供应丰富，呈粗大条状血流，可由外穿入，多有分支。对于<0.5cm的肿瘤，超声检查易漏诊。对较小的肿瘤超声检查的鉴别诊断也较困难。

（二）X线检查

1.乳腺X线摄片

对乳腺癌的确诊率可达80%～90%。在乳腺良、恶性病变的鉴别诊断和乳腺癌早期诊断方面，目前还没有其他方法能够取代，现常用的有钼靶和干板摄片两种方法。X线平片有以下特征时，要考虑为乳腺癌。

（1）肿块影：在X线片上，乳腺癌肿块的显示率随乳房类型及病理类型而异。脂肪型乳房显示率高，而年轻而又致密的乳房中，因腺体组织掩盖，肿块显示率较低。X线片上显示的肿块多小于临床触诊，此为恶性征象之一。大多数恶性肿块在X线片上表现为不规则或呈分叶状，无明显界限，中心密度高，有的其边缘有短的毛刺，外突而呈星芒状表现，或有僵直的索状带向外周延伸。有时肿块周围结构紊乱变形，可出现沙粒样钙化，有时可见增粗扭曲的血管影或可见到临近皮肤增厚凹陷或乳头凹陷。肿块周围常有一模糊较透亮的晕环。

（2）钙化影：钙化在乳腺癌诊断中占据特别重要的地位。有部分患者临床上扪不到肿块，X线片上也可能没有肿块影，钙化是诊断的唯一阳性依据。典型的恶性钙化多表现为簇状分布，大小、数目、形态不一，常常是细沙粒状、细线状、条状、分叉状、不规则多角形或分支状等多种形态同时存在。

2.乳腺导管造影

影像特征可因癌肿的浸润、梗阻、破坏而引起乳腺导管壁僵硬、局部狭窄、管壁不规则破坏或突然中断，或本应呈树枝状分支的导管树整体走向扭曲异常。

（三）MRI检查

MRI检查对于小乳腺癌检出优于普通X线检查。MRI检查具有良好的软组织分辨率和无X线辐射的优点，更适合乳腺检查。乳腺MRI检查对浸润性乳腺癌的检出率很高，达86%～100%，特异性亦高达90%以上，越来越多的临床研究显示MRI检查能检出乳腺X线摄影及临床上隐匿性的早期小乳腺癌，且对致密型乳腺内乳腺癌病灶的检出及乳腺癌术前分期有显著优势。动态增强MRI检查对绝大多数乳腺肿瘤的鉴别诊断和乳腺癌的预后判断具有重要价值，对于意向行保乳手术的乳腺癌患者，术前行乳腺MRI检查对乳腺癌组织的病变范围、浸润程度做评估。而对乳腺癌保乳手术后并局部进行放射治疗的患者，对其早期局部复发病灶的检出，MRI检查较X线及B超检查更有优势。

MRI检查图像上显示肿块边缘不规则、较长的毛刺结构等，一般提示恶性肿瘤；相反，圆形、卵圆形边缘较光滑或略有分叶提示为良性肿块。病灶内部结构不甚均匀，部分区域显著强化而其他区域轻度强化，甚至仅见不规则边缘环形强化者，倾向于恶性病灶；而病灶内部较均匀，但有低信号，无明显强化的间隔常提示良性肿瘤。

（四）乳腺导管内镜检查

乳腺导管内镜（简称，乳管镜）应用于检查有乳头溢液的患者，操作简单、痛苦小、影像清晰、病变定位准确、可重复操作，甚至可以进行活检，兼有治疗作用。对于腺癌却表现为单纯乳头溢液、临床触不到肿块者，进行乳腺导管内镜检查或活检，优于乳头溢液涂片细胞学检查和乳腺导管造影，可早期诊断乳管内乳腺癌。对部分良性病变可以通过注药等局部治疗，减少盲目切除造成的组织损伤。

乳管镜下乳管内的恶性肿瘤通常可呈灰白色或暗红色，一般无蒂，以宽大的基底与管壁相连；多位于主乳管和一级、二级乳管分支内，可见沿管壁环行分布或纵向伸展的不规则隆起，周围管壁僵硬、弹性差。

（五）热图像检查

应用图像显示体表温度分布，由于癌细胞增殖快、血运丰富则相应体表温度较周围组织高，用此差异可做出诊断。但是这种诊断方法缺乏确切的图像标准，热异常部位与肿瘤不相对应，诊断符合率差，近年来渐少应用。

（六）近红外线扫描

在显示器屏幕上可见到多个灰度中心的由浅到深灰色甚至黑色阴影，可大于实际肿块，而且边界不清，形状不规则，同时其周边伴有异常的血管影，粗大扭曲中断，呈放射状、条束状、鼠尾状或蝌蚪状。

（七）CT 检查

可用于不能扪及的乳腺病变活检前定位，确诊乳腺癌的术前分期，检查乳腺后区、腋部及内乳淋巴结有无肿大，有助于制订治疗计划。

（八）肿瘤标志物检查

在癌变过程中，由肿瘤细胞产生、分泌，直接释放细胞组织成分，并以抗原、酶、激素或代谢产物的形式存在于肿瘤细胞内或宿主体液中，这类物质称肿瘤标志物。

1.癌胚抗原（CEA）

为非特异性抗原，在许多肿瘤及非肿瘤疾病中都有升高，无鉴别诊断价值，可手术的乳腺癌患者术前检查20%～30%血中CEA含量升高，而晚期及转移性癌中则有50%～70%出现CEA高值。

2.铁蛋白

血清铁蛋白反映体内铁的储存状态，在很多恶性肿瘤如白血病、胰腺癌、胃肠道肿瘤、乳腺癌中铁蛋白都升高。

3.单克隆抗体

用于乳腺癌诊断的单克隆抗体CA15-3对乳腺癌诊断符合率为33.3%～57%。

（九）病理学检查

1.乳头溢液细胞学检查

多用于单乳乳头溢液者。乳头溢液细胞学检查经济方便，其诊断准确率在40%～70%，但假阳性率＜4%，诊断阳性多可确诊。

2.刮片细胞学检查

对乳头乳晕有湿疹样病变的患者可做印片或刮片检查，如能检测出Paget细胞，有助于诊断湿疹样乳腺癌。

3.针吸细胞学检查

针吸细胞学检查对乳腺癌的准确率为93%，假阳性率＜1%。一旦针吸细胞学检查发现癌细胞即可确诊，但阴性不能排除癌。对性质不定的乳腺肿块，均可做针吸活检。细针穿刺抽吸细胞学检查是对年轻妇女乳腺病灶检查较理想的方法，可避免延误诊断，改善患者预后。

4.切除活检临床检查

高度怀疑为恶性者，最好住院。在做好根治性手术准备的情况下，先切除肿瘤及周围部分正常组织，送快速冷冻活检。一旦明确为乳腺癌，一次性行根治性手术。只有对怀疑乳腺肿瘤良性可能较大者，才可在门诊局部麻醉下切除肿瘤送检，但如证实为恶性则需尽快入院行根治性手术。

5.乳管镜咬取活检

对乳头溢液者用导管内精细纤维内镜检查，发现肿物时咬取活检对早期乳腺癌的诊断有重要价值，但阴性不能排除癌。

6.空芯针活检

空芯针活检简便、安全、微创，可获得较大的组织样本，与开放手术准确率相似，敏感性为92%～100%，特异性为94%～100%。细针经皮穿刺活检因标本量不足，使多数人放弃它而选择有大切割针的空芯针活检。

中南大学湘雅二医院近3年来，对于乳腺肿块最大径＞1cm者采用空芯针活检，都能达到确诊的目的。医师们的体会是采用空芯针活检，对病灶的不同区域进行多处采样，才能确保标本的准确性。在大多数情况下，准确的病灶取样需要4～5个标本，这样才可以确保得到反映病灶真实性的活检标本。如采用自动活检枪需要进行多次穿刺以获取多个组织标本。

7.超声引导下麦默通微创

活检麦默通是利用真空将组织吸入取样盒中，然后用高速旋转刀将肿瘤切除，再将肿瘤吸入到体外一盒子中。麦默通系统活检，一次穿刺，多次取样，切除标本量大，病理诊断准确，能满足乳腺癌免疫组化指标测定的要求。皮肤小切口（＜3mm），微创，美容效果好，无乳腺组织变形，无术后活动不便。尤其对不能扪及肿块的病变，配合B超或最先进的钼靶定位系统及MRI，能提供更为准确的组织学诊断结果。有研究表明麦默通活检可以完全解决小的良性肿瘤。目前，可用这一设备切除肿块，作为手术治疗小乳腺癌的替代治疗正在进行临床试验。乳腺癌的诊断，无论采用何种方法检查，但最终仍需由病理切片检查确诊。

第三节　乳腺癌的诊断和鉴别诊断

一、诊断

乳腺癌的诊断方法很多，常用的是彩色B超检查，普查常用的是乳腺钼靶X线片，最准确和最终确定诊断的是病理诊断。一般先行影像学检查，如有怀疑再进行病理检查。随着西医的病理结果与中医证型密切关系的深入研究，乳腺的中医诊断也不可轻视，诊断的最终目的是治疗，中西医联合诊断会对合理的中西医综合治疗起到重大的推动作用。

（一）影像学检查

乳腺的影像学检查方法包括B超检查、X线检查、乳腺导管内镜检查、CT检查、MRI检查等。

（二）病理学检查

病理学检查是确诊乳腺癌的金标准。

（三）诊断乳腺癌方法的评价

综合评价针吸细胞学检查、癌细胞DNA含量分析、癌胚抗原检测和乳腺钼靶X线片在诊断乳腺癌中的作用，其中以针吸细胞学检查诊断符合率最高，为85.35%；流式细胞术测定细胞DNA含量的假阳性率最高，为34.20%；钼靶X线片的假阴性率最高，为44.54%；而4项指标联合诊断使乳腺癌诊断符合率提高到92.35%，假阳性率降至1.96%，假阴性率降至5.93%。4项指标联合诊断可以明显提高乳腺癌的正确诊断率，并有助于早期诊断。

乳腺针吸细胞学检查不仅对乳腺疾病诊断有重要实用价值，而且对乳腺癌早期诊断及分型诊断有重要价值，特别对鉴别乳腺增生症及乳房纤维腺瘤是否癌变有重要指导意义。穿刺成功率高达100%，早期诊断率为16.9%，总诊断准确率高达98.6%。乳腺针吸细胞学检查具有创伤小、简单快速、安全可靠、经济实用、结果准确等优点，各项技术指标明显高于传统诊断方法，是目前任何方法无法取代的，有较高推广实用价值。

二、鉴别诊断

（一）乳腺增生

乳腺增生又称乳腺结构不良，是妇女最常见的非炎性、非肿瘤性乳腺疾病，多由妇女内分泌功能紊乱引起。发病年龄多为20～40岁，主要表现为乳腺组织增厚，稍晚则可触到大小不等的结节，与皮肤和乳腺后方均无粘连。好发生在乳房外上象限，多为双侧。患者多伴有不同程度的疼痛，月经前明显，月经来潮后即可缓解或解除。

（二）乳腺导管扩张症

乳腺导管扩张症又称浆细胞性乳腺炎，多发生在37～50岁中年妇女。主要表现为乳房疼痛，乳头溢液，乳头可内陷，极似乳腺癌。

以下各点可与乳腺癌鉴别：

（1）患者年龄较轻，多在40岁左右；

（2）乳头溢液多为浆液性或脓性，少数也可为血性；

（3）乳头或乳晕下有时可触到增粗的乳管；

（4）乳房肿块多位于乳晕周围，伴有疼痛，与大导管关系密切；

（5）乳腺有炎性表现或有炎症病史和哺乳障碍史，乳房肿块可有缩小或增大的情形；

（6）乳管造影可显示导管扩张；

（7）乳头溢液有大量的炎细胞；

（8）乳腺肿块穿刺可见大量炎细胞或脓细胞；

（9）腋窝淋巴结肿大，质较软并有压痛。

（三）乳腺结核

乳腺结核有以下特点：

（1）患者多为中青年妇女；

（2）多数有结核病史，或有其他部位的结核；

（3）病变都有炎症史，肿块时大时小，对抗结核药治疗有效；

（4）肿块局部可有发红、破溃等症状，部分囊肿有囊性感；

（5）肿块针吸可见有干酪样组织，有稀薄的脓液；

（6）有乳头溢液史，可为脓性；

（7）少数患者的乳头溢液或针吸出的脓液，涂片可见有结核分枝杆菌；

（8）乳腺X线检查多数无异常，并有呈淡阴影者；

（9）有乳腺结核与乳腺癌并存者，约占5%。

（四）乳腺脂肪坏死

主要鉴别分析如下。

（1）缺乏特征性临床表现，本病肿块一般较硬，形态不规则，酷似乳腺癌。一般在临床上分为脉体内、外2型：腺体外型，表浅，位于皮下，形态不规则，有炎性改变，易诊断为乳腺结核；腺体内型，肿块位于乳腺实质内，缺乏特征，易被误诊为乳腺癌。

（2）缺乏有效的辅助检查，尤其是中老年妇女，肿块位于皮下，且肿块不见增长或有缩小情形，并乳腺有外伤史。转移淋巴结应做切除活检。

（五）急性乳腺炎

常见于分泌性乳房，特别是初产后3～4周，病原菌大多数是金黄色葡萄球菌，少数为链球菌，感染途径多因乳头皲裂处逆行感染所致，也可因细菌直接侵入乳管，上行至腺小叶引起感染。

开始时乳房局部表现红、肿、热、痛，以及周围淋巴结肿大，当形成坏死液化时，可有脓肿。乳房肿大，活动性强，变硬有压痛，形成脓肿时，肿块软化有波动感。同时感全身不适，寒战、高热。X线表现为结构界限较明显模糊的片状致密影，皮肤增厚，皮下脂肪显示紊乱，有较多的血管和淋巴管阴影，并出现条索状结缔组织模糊影，有时可伴有泥沙样钙化病灶。

急性乳腺炎与乳腺癌比较：

（1）乳房皮肤无"橘皮"样改变，无卫星结节；

（2）乳房肿块占据全乳，半数以上有囊性感；

（3）多数患者体温及白细胞计数增高；

（4）消炎治疗有效；

（5）针吸多为脓液或有炎细胞，有助于诊断。

（六）慢性乳腺炎及脓肿

常有脓肿形成，触之为肿块，边缘不清，呈囊性感，可有轻压痛，与周围组织有轻度粘连。X线所见为局部致密的片状影，边界不清，皮肤稍增厚。乳腺脓肿可表现为边缘较清楚的圆形或椭圆形不规则的致密阴影，中心部位无结构，周围可因水肿密度较淡。

（七）乳腺单纯囊肿

在乳腺中部较为常见，多由于乳腺导管上皮细胞增生，导致导管延长、迂曲、折叠，在折叠处导管由于缺血可发生坏死，形成囊肿，以后管壁萎缩。X线平片上表现为圆形、椭圆形致密阴影，密度均匀，边缘光滑锐利，由于囊肿挤压周围的脂肪组织而出现透亮晕。单发囊肿为圆形，多发囊肿为椭圆形，囊壁光滑整齐。

（八）积乳囊肿

较少见。在哺乳期因某一乳管阻塞，即形成囊肿。囊肿可单发或多发，呈灰白色，内含乳汁或干酪样物质。囊壁厚薄不一，大小不等，可发生在任何部位，以较深的乳腺部位最常见。X线显示圆形或椭圆形的透亮区，体积小，一般为1~1.5cm，偶见有>3cm者，边缘光滑锐利，密度稍低于脂肪。

（九）乳房纤维腺瘤

多发生于20~25岁青年妇女，由腺体和纤维组织所构成，有青春型和巨纤维腺瘤型两种，但无质的不同。本病的发生与雌激素有密切关系，有单发和多发两种。单发的乳房纤维腺瘤好发于乳腺外上象限，多为较小的卵圆形肿块，月经初潮前生长的乳房纤维腺瘤都可生长较大。表面光滑，质坚韧，肿瘤边界清楚，与皮肤和周围组织无粘连，在乳房内容易推动，触之有滑动感。生长缓慢，数年内可无变化，但妊娠期可迅速增大。多发性乳房纤维腺瘤表现均匀一致，中等硬度，大小不等。较大的可呈分叶状，光滑质韧，边界清楚，肿瘤中心有钙化颗粒。乳房纤维腺瘤外有包膜，切面呈灰白色，有光亮，不平滑，肉眼可见切面有多数不规则的裂隙为扩张的乳管。

巨纤维腺瘤X线平片可见密度均匀的巨大肿块影，呈分叶状。周围组织被压形成透亮区，肿瘤中心可有钙化影，附近多伴有血管增粗和曲张。乳房纤维腺瘤虽瘤体很小，但恶变的机会较大，因此必须认真治疗。

（十）乳房导管内乳头状瘤

多发生在40~50岁的妇女，75%发生在接近乳头的大乳管内，或发生在乳头附近与乳管相连的囊肿内。可单发也可多发。瘤体很小，但常带有绒毛及较多的薄壁血管，极易出血。

临床多无疼痛，在非月经周期间自乳头溢出血性液体，肿块多摸不到，如果扪查到肿块，直径多为几毫米，位于乳晕区。肿瘤常呈圆形，质较硬，不与皮肤粘连，可推动，轻压此肿瘤，即可有乳头血性溢液。

乳房导管内乳头状瘤6%~8%可癌变，故术前应做血管造影，以明确诊断。手术应切除彻底，将病变乳管及其周围腺体组织一并切除，以免后患。年龄较大的妇女，应做乳房单纯切除。

第四节　乳腺癌的手术治疗

手术治疗仍为乳腺癌的主要治疗手段之一。术式有多种，对其选择尚缺乏统一意见，总的发展趋势是尽量减少手术破坏，在设备条件允许下对早期乳腺癌患者尽力保留乳房外形。无论选用何种式式，都必须严格掌握以根治为主、保留功能及外形为辅的原则。

一、全乳切除的乳腺癌根治术

（一）手术适应证

对乳腺癌全乳切除的手术适应证为符合TNM分期的0、Ⅰ、Ⅱ期以及部分Ⅲ期而无手术禁忌证的患者。

（二）手术禁忌证

1.全身性禁忌证

（1）肿瘤远处转移者。

（2）年老体弱不能耐受手术者。

（3）一般情况差，呈现恶病质者。

（4）重要脏器功能障碍不能耐受手术者。

2.局部病灶的禁忌证

Ⅲ期患者出现下列情况之一者。

（1）乳房皮肤"橘皮"样水肿超过乳房面积的一半。

（2）乳房皮肤出现卫星状结节。

（3）乳腺癌侵犯胸壁。

（4）临床检查胸骨旁淋巴结肿大且证实为转移。

（5）患侧上肢水肿。

（6）锁骨上淋巴结病理证实为转移。

（7）炎性乳腺癌。

有下列5种情况任何两项及以上者：

（1）肿瘤破溃；

（2）乳房皮肤"橘皮"样水肿占全乳房面积1/3以内；

（3）癌瘤与胸大肌固定；

（4）腋淋巴结最大长径＞2.5cm；

（5）腋淋巴结彼此粘连或与皮肤、深部组织粘连。

（三）手术方式

1.乳腺癌根治术（经典根治术）

1894年Halsted及Meger分别发表乳腺癌根治术操作方法的手术原则：

（1）原发灶及区域淋巴结应作整块切除；

（2）切除全部乳腺及胸大肌、胸小肌；

（3）腋淋巴结做整块彻底切除。之后，Haagensen改进了乳腺癌根治手术，强调手术操作应特别彻底，主要有以下4点：

（1）细致剥离皮瓣；

（2）皮瓣完全分离后，从胸壁上将胸大肌、胸小肌切断，向外翻起；

（3）解剖腋窝，胸长神经应予以保留，如腋窝无明显肿大淋巴结者则胸背神经亦可以保留；

（4）胸壁缺损一律予以植皮。现临床上主要适用于Ⅱ、Ⅲ期乳腺癌及肿瘤与胸大肌或其筋膜有粘连、临床腋窝淋巴结有明显肿大或胸肌间淋巴结受累者。

术中常见并发症有以下两种：

①腋静脉损伤：多因在解剖腋静脉周围脂肪及淋巴组织时，解剖不清，或因切断腋静脉分支时，过于接近腋静脉主干所致。因此，清楚暴露及保留少许分支断端，甚为重要。

②气胸：在切断胸大肌、胸小肌的肋骨止端时，有时因钳夹胸壁的小血管穿通支，下钳过深，而致触破肋间肌及胸膜，造成张力性气胸。

术后常见并发症有以下4种：

①皮下积液：多因皮片固定不佳或引流不畅所致。可采用皮下与胸壁组织间多处缝合固定及持续负压引流而防止积液。

②皮片坏死：皮肤缝合过紧及皮片过薄等均可为其发生原因。皮肤缺损较多时，宜采用植皮。

③患侧上肢水肿：多与术中损伤腋静脉收纳上肢回流的属支、淋巴管有关。

④患侧上肢抬举受限：主要是术后活动减少、皮下瘢痕牵引所致。因此，要求术后及早进行功能锻炼，一般应在术后1个月左右基本可达到抬举自如程度。

2.乳腺癌扩大根治术

乳腺癌扩大根治术包括乳腺癌根治术+内乳淋巴结清除术，内乳淋巴结清除即清除第1—4肋间淋巴结，术时需切除第2、第3、第4肋软骨。手术方式有胸膜内法及胸膜外法，前者创伤大，并发症多，因而多用后者。

该术式目前为非常规术式，但仍可选择性地用于部分Ⅱ、Ⅲ期病例。该术式有助于了解内乳淋巴结有无转移，同时清除了内乳淋巴结，对内乳淋巴结可能有转移的患者可避免术后内乳区的放射治疗，从而可大大地降低因放射治疗导致的心脏毒性。

3.乳腺癌改良根治术

乳腺癌改良根治术包括乳房单纯切除术+腋窝淋巴结清扫术，主要用于Ⅰ、

Ⅱ期及ⅢA期的浸润性乳腺癌。对临床Ⅰ期及ⅢA期病例，可以考虑做保乳手术，或改良根治术。

（1）Ⅰ式：保留胸大肌、胸小肌。皮肤切口及皮瓣分离原则同根治术。先做全乳切除（胸大肌外科筋膜一并切除），将全乳解剖至腋侧，然后行腋淋巴结清除，清除范围基本同根治术。胸前神经应予保留。最后，将全乳和腋淋巴组织整块切除。

（2）Ⅱ式：保留胸大肌，切除胸小肌。皮肤切口等步骤同前，将乳房解离至胸大肌外缘后，切断胸大肌第4、第5、第6肋的附着点并翻向上方以扩大术野，在肩胛骨喙突部切断胸小肌附着点，以下步骤同根治术，但须注意保留胸前神经及伴行血管，最后将全乳腺、胸小肌及腋下淋巴组织整块切除。

二、保留乳房的手术

保乳根治手术及其保乳治疗模式，是乳腺癌人性化治疗的典范。20世纪70年代VerOnesi率先开展乳房象限切除加全乳放射治疗早期乳腺癌的米兰试验；之后Fisher开展了美国乳腺癌大肠癌外科辅助治疗计划（NSABP）B-06试验，研究肿块切除联合放射治疗治疗乳腺癌。到2002年，这两项试验的20年随访结果显示：保乳根治手术组与乳腺癌改良根治术组患者的长期生存期相似，为保乳手术替代根治术用于早期浸润性乳腺癌的治疗提供了强有力的理论依据。

近年来，随着乳腺癌早期诊断系统的完善，早期乳腺癌诊断率大大提高。越来越多的患者将接受保乳治疗。保乳手术率在欧美达到50%。保乳手术将成为早期乳腺癌外科治疗中的最佳选择。

1.保乳手术的适应证

（1）肿瘤较小、肿瘤直径<3cm者，适用于临床T、及部分T_2病灶；

（2）周围型肿瘤，位于乳晕下者常不适宜；

（3）单发性病灶；

（4）肿瘤边界清楚，如肉眼或显微镜下看不到清楚边界者常不适宜；

（5）腋淋巴结无明确转移者。

2.保乳手术的绝对禁忌证

既往曾对乳房或胸壁进行放疗；需要在妊娠期间进行放疗；弥散分布的恶性或可疑恶性微小钙化点；多中心性病变，不可能通过单一切口的局部切除达到切缘阴性且不致影响美观；病理学切缘阳性。

3.保乳手术的相对禁忌证

累及皮肤的活动性结缔组织疾病（尤其是系统性硬化病和红斑狼疮）；肿瘤＞5cm；局灶性切缘阳性。

4.影响保乳手术治疗预后效果的因素

与以下因素有关：

（1）肿瘤切缘必须有正常的边界，边缘有足够的正常组织者预后较好；

（2）原发肿瘤的大小及组织学分级；

（3）术后放射治疗，术后如不做放射治疗，局部复发率较高。

5.影响保乳根治手术美容效果的因素

主要有以下3点：

（1）切口设计：在乳房上半部分，应选择弧形或横向切口；在乳房下半部分应选择放射状切口；在乳房下半部分如需做弧形切口应尽量避免切除皮肤；乳房与腋窝分别做一切口，美容效果比较理想。

（2）组织切除量：手术切除量的多少直接影响保乳的疗效。切缘距肿瘤边缘近，切缘阳性率高；切缘距肿瘤边缘远，切除组织量多，影响乳房外形。有人提出切缘距肿瘤2cm比较合适。实际上切除量与原乳房大小有关。中国女性乳房多较小，我们认为，切除肿瘤周围1cm的正常组织较为合适。

（3）残腔不要拉拢缝合：肿瘤及周围组织切除体积较大时，所形成的残腔不要拉拢缝合才能保证美容效果。残腔自然状态下愈合能保证乳房形态自然。为了促进愈合，应用生物蛋白胶充填残腔是比较好的方法。

三、乳房单纯切除术

作为一种古老术式而曾经被乳腺癌根治术所取代。近年来随着乳腺癌生物学的发展，全乳切除术又重新引起重视。

（1）对非浸润性或腋窝淋巴结无转移的早期病例，术后可以不加放射治疗。

（2）对局部较晚期乳腺癌用单纯切除术后辅以放疗。如果从日益增长的美容学要求看，全乳切除术仍需要复杂的乳房再造术，不适于中青年妇女的早期病例。因此它的主要适应证应限于年老体衰者或某些只能行姑息切除的晚期病例。

四、乳腺癌前哨淋巴结活检

前哨淋巴结是原发肿瘤引流区域淋巴结中的一个特殊淋巴结，是原发肿瘤发生淋巴结转移所必经的第一站。前哨淋巴结作为有效的屏障，可暂时阻止肿瘤的进一步扩散，如前哨淋巴结无肿瘤转移，理论上原发肿瘤引流区域中其他淋巴结就不会发生转移。大多数研究表明，前哨淋巴结活检具有高准确率和高阳性率特点，预测腋窝淋巴结是否癌转移的准确率高达95%～98%。乳腺癌前哨淋巴结活检术的应用，以其创伤小、准确率高、较好识别腋窝淋巴结是否转移的特点，指导选择性进行腋窝淋巴结清扫，切除那些最有可能发生肿瘤转移的淋巴结，并根据前哨淋巴结的病理检查结果决定进一步的治疗方案。

目前，乳腺癌前哨淋巴结活检主要适用于临床体检腋窝淋巴结阴性的乳腺癌患者。不宜行前哨淋巴结活检者包括：乳腺多原发病灶；患侧乳腺或腋窝已接受过放射治疗；患者腋窝淋巴结已行活检；乳腺原位癌；妊娠、哺乳期乳腺癌；示踪剂过敏。乳腺癌前哨淋巴结活检的开展仍存在一些有争议的问题。

（1）对操作者有要求：因其成功与否都与操作者的经验有着密切的关系。美国纽约纪念医院提出开展前哨淋巴结活检的低年资医师应在高年资医师的协助下完成10例活检，方可独立开展此项工作。

（2）对前哨淋巴结示踪剂的注射方法仍存在分歧：尽管目前采用乳晕旁注射、肿瘤周围及皮下注射等方法，前哨淋巴结活检的成功率能达到较高的水平，但是由此而发现的淋巴结能否完全反映该肿瘤引流区的前哨淋巴结尚有不同见解。

（3）内乳淋巴结的活检仍有争议：内乳区也是乳腺癌淋巴转移的第一站，其转移率为16%～20%，腋窝淋巴结无转移时单独内乳淋巴结转移率为5%。但也有作者提出没有必要进行内乳淋巴结的前哨淋巴结活检，因为它会增加手术的并发症，并且影响美观。

五、乳腺癌术后乳房重建

乳房切除术后可进行乳房重建术，乳房重建可使用乳房假体、自体组织（"皮瓣"）或结合两者进行重建（如背阔肌皮瓣/假体联合重建）。

乳房切除后的重建可以在乳房切除的同时进行（称"即刻重建"），也可在肿瘤治疗结束后某个时间进行（称"延迟重建"）。如需行乳房切除术后放射治疗，若采用自体组织重建乳房，一般首选在放射治疗结束后进行延迟重建术，因为放射治疗会导致重建乳房美容效果受损；当使用假体重建乳房时，首选即刻重建而非延迟重建，以避免受照射皮瓣的组织膨胀。即刻乳房假体重建患者术后若接受放射治疗，其假体包膜挛缩的发生率增加。将组织扩张器更换为永久性植入体的手术可在放射治疗前进行，也可在放射治疗结束后进行。

总之，乳腺外科治疗的发展趋势强调提高生活质量的保乳治疗模式，在保证生存期的前提下注重乳房的美容效果。积极探索微创手术在乳腺癌诊治中的作用，强调多学科协作的综合治疗，按个体化方案选择最佳方式达到最优效果。

第五节　乳腺癌的内分泌治疗

一、内分泌治疗的发展过程

内分泌治疗始于1896年，Beatson用切除卵巢治疗晚期乳腺癌。到1922年，应用卵巢照射治疗乳腺癌，之后亦开始使用各类激素治疗乳腺癌。20世纪中期，较多采用内分泌器官（卵巢、肾上腺、垂体）切除治疗晚期乳腺癌。内分泌治疗的迅速发展是在激素受体被发现（1959—1966年）之后，使乳腺癌的内分泌治疗有目的地选择，并可预测疗效。随后雌激素受体拮抗药、芳香化酶抑制药、促性腺激素释放激素（GnRH）类似物等内分泌治疗药物被相继研发并应用于临床。

二、内分泌治疗的机制及影响因素

乳腺组织的生长依赖于雌激素，雌激素与其受体结合后进入细胞内，通过一系列过程激活雌激素敏感基因。体内雌激素水平的病理性上升是刺激乳腺癌细胞增长的主要因素，内分泌治疗的目的就是降低体内循环和肿瘤内雌激素水平，从而抑制激素依赖细胞，使肿瘤消退。

自从激素受体被发现以后，内分泌治疗迅速发展，使得乳腺癌的内分泌治疗能有目的地选择。研究发现，ER和PR双阳性的患者，50%～65%对内分泌治疗有反应；单阳型的患者有效率稍低。目前认为，只要有10%的肿瘤细胞ER或PR阳性，内分泌治疗仍可能有效；ER和PR双阴性的患者对内分泌治疗的反应性<5%，最好接受化疗或其他治疗。

影响乳腺癌内分泌治疗疗效的因素如下：

（1）患者的月经状态；

（2）乳腺癌细胞是否激素依赖，即雌激素、孕激素受体情况；

（3）全身状况（年龄，一般状况，淋巴结转移情况，肿瘤大小、生长速度、分化程度等）；

（4）其他生物学标记物，如EGF—R（表皮生长因子受体）、C—erbB—2，p53、Bcl—2、pS—2等，pS2蛋白表达阳性的乳腺癌，激素治疗敏感性高，无C—erbB2基因过度扩增的乳腺癌对治疗的敏感性增加。

三、内分泌治疗的分类

内分泌治疗可简单分为非药物治疗和药物治疗。非药物治疗主要包括手术切除卵巢和双侧卵巢放射治疗。治疗药物包括竞争性药物（雌激素受体拮抗药）、添加性（雌激素、雄激素、孕激素、肾上腺皮质激素）、抑制性（芳香化酶抑制药）、LHRH类似物（药物去势）。

（一）内分泌非药物治疗

1.卵巢切除术

即手术直接切除双侧卵巢。这是乳腺癌全身治疗中最古老的去势方法。手术去势可迅速改变绝经前患者的内分泌状态，减低内源性雌激素水平。其优点是经济、快捷、可靠，并易于展开，是本类方法的"金标准"。然而，其缺点包括手术本身的并发症，患者需住院治疗，提早进入绝经期造成骨质疏松和心脏疾病。近年来，手术去势多采用腹腔镜技术，以减少并发症，缩短住院时间。

2.双侧卵巢放射治疗

作为卵巢去势的一种方法，是一种有效的辅助治疗手段，可以代替手术去势。但放射治疗有以下不足之处：

（1）放射治疗去势起效慢，作用可能不完全；

（2）卵巢功能抑制的程度取决于放射剂量、方案和患者年龄；

（3）在＜35岁的患者中，常规剂量的放射治疗去势可能无用，故常常需要更大的放射剂量；

（4）有报道显示，在年轻患者病例中放射治疗去势的失败率达35％；

（5）盆腔受照射后的远期不良反应尚不得而知；

（6）与手术去势相同，放射治疗去势亦使患者提早并不可逆地进入绝经期。

（二）内分泌药物治疗

1.竞争性药物（雌激素受体拮抗药）

（1）他莫昔芬：1977年，美国FDA批准他莫昔芬用于治疗绝经后转移性乳腺癌，直至目前，他莫昔芬已用于治疗各个期别的绝经前、后乳腺癌。作为最常用和最廉价、迄今为止临床研究资料最丰富的内分泌治疗药物，他莫昔芬现在仍被视为内分泌治疗的标准药物。其主要作用机制是：与雌二醇竞争性结合细胞质内的雌激素受体，形成他莫昔芬受体蛋白复合物，该复合物进入细胞核内，抑制癌细胞DNA和mRNA的合成，进而使雌激素依赖性蛋白的合成受到抑制，并最终抑制了乳腺癌细胞的增殖。他莫昔芬是迄今为止唯一成功运用到各期乳腺癌的药物。对非浸润性乳腺癌、浸润性乳腺癌、复发转移性乳腺癌，他莫昔芬都是内分泌治疗的主要药物。他莫昔芬多用于雌激素受体阳性的病例，有效率可高达55％～60％，阴性者的有效率仅为10％左右。他莫昔芬对绝经后的病例疗效较绝经前的好，对软组织转移和骨转移的疗效较好，对内脏转移疗效较差。另外，大量临床研究表明，术后采用他莫昔芬治疗，对降低局部复发及远处转移率的作用是不容置疑的，可明显延长无瘤生存期及总生存率。

他莫昔芬是抗雌激素药，但是也具有一些雌激素样作用，因而可以产生两方面的不良反应。最常见的不良反应是类似于围绝经期反应的雌激素缺乏症状，也可发生雌激素样表现如白带增多、子宫内膜增厚，在一定程度上增加子宫内膜癌发病危险。研究还发现他莫昔芬可以增加血栓性疾病的发生率，偶可导致血小板及白细胞低下。另外，他莫昔芬用量较大时（＞80mg/d）可以出现眼毒性。

（2）托瑞米芬：作用机制、疗效与他莫昔芬相似，不良反应有很大重叠。但使用托瑞米芬产生子宫内膜增生的剂量是他莫昔芬的40倍，故引起子宫内膜癌的机会很小；脂肪肝的发生率也比他莫昔芬低。

（3）氟维可群：属于没有雌激素作用的雌激素受体调节药，对他莫昔芬耐药的复发转移腺癌还可以有相当疗效，不良反应也与他莫昔芬有很大的差别。

2.添加性特征（雌激素、雄激素、孕激素、皮质激素）

（1）雌激素：生理剂量的雌激素会刺激乳腺癌细胞生长，而治疗剂量的雌激素能抑制癌细胞增殖。雌激素对绝经前妇女通常无效，而对绝经5年以上的妇女效果较好。

（2）雄激素：可抑制垂体的促性腺激素，使正常的乳腺萎缩，可抑制某些乳腺癌细胞生长；对绝经后妇女比绝经前妇女的效果好；骨转移者用雄激素较好，80%可缓解症状。雄激素同时可以刺激骨髓，增加食欲。

（3）孕激素：孕激素类主要拮抗雌激素对乳腺的作用，抑制腺垂体分泌促乳素，阻止ER在细胞核内积蓄，从而发挥抗乳腺癌的作用。主要用于复发及转移性乳腺癌的解救治疗，对他莫昔芬失败时改用孕激素有效，对软组织和骨转移效果好。与化疗联合可提高疗效，减轻不良反应。

（4）肾上腺皮质激素：大剂量肾上腺皮质激素可产生类似肾上腺切除或脑垂体切除的作用，但应用时有一定不良反应。

激素添加治疗药物主要用于绝经后妇女，其作用机制十分复杂，有些目前还不是很清楚。随着选择性芳香化酶抑制药的问世，孕激素已经退至三线，雄激素疗法一般只在特定条件下选用，而大剂量雌激素疗法已经基本不用。

3.抑制性特征（芳香化酶抑制药）

芳香化酶抑制药能阻断95%~98%的芳香化酶活性，从而降低体内雌激素水平。其降低水平与肾上腺切除相同，因此芳香化酶抑制药又称"药物肾上腺切除"。现广泛应用于临床的是第三代芳香化酶抑制药，包括阿那曲唑、来曲唑、依西美坦，CR、PR、CBR（临床受益率）、TTP（至疾病进展时间）等均比他莫昔芬好，可用于绝经后妇女乳腺癌的一线或二线治疗，在他莫昔芬无效时仍可能有效。

（1）阿那曲唑：是一种选择性、非甾体类芳香化酶抑制药。1995年被美国食品药品监督管理局（FDA）批准用于绝经后晚期乳腺癌的治疗。目前阿那曲唑已成为绝经后激素受体阳性患者的辅助性内分泌治疗的一个选择性治疗用前。绝经后卵巢不再产生雌激素，雌激素主要来源于脂肪、肝脏等外周组织，此过程不受垂体调控，雄激素经由外周的芳香化酶变成雌激素，芳香化酶位点包括有一个含亚铁血红素的复合物，它是作用于类固醇合成雄激素并将其转化为雌激素的一系列过程的最后一步。在癌细胞中可以调控雌激素在细胞内水平。阿那曲唑属于第三代芳香化酶抑制药，这类药高度选择性地抑制芳香化酶，因此特异性强，而不良反应明显降低。但绝经前妇女不适于用阿那曲唑。

（2）来曲唑：也是一种选择性、非甾体类芳香化酶抑制药。目前已经获得批准用于绝经后晚期乳腺癌的二线治疗；也已获准作为绝经后复发转移乳腺癌的一线内分泌治疗药物。它作为第三代芳香化酶抑制药，作用机制与阿那曲唑基本相同。应用来曲唑者偶发生潮热、关节炎、关节疼痛和肌肉疼痛的概率会有所增加。但在生存质量的主要变化上并不存在显著差异。绝经前妇女不适于用来曲唑治疗。

（3）依西美坦：是一种选择性的甾体类芳香化酶抑制药，或称芳香化酶灭活药。它的结构与其自然底物雄烯二酮相似，是一种不可逆的芳香化酶抑制药。它虽然与来曲唑和阿那曲唑在芳香化酶抑制的机制上有差别，但对芳香化酶的抑制效率是一样的。研究认为作为转移性乳腺癌的一线治疗药物，依西美坦高效而安全，优于他莫昔芬。

阿那曲唑、来曲唑及依西美坦这3个主要的新型芳香化酶抑制药还没有在同一临床研究中进行过严格的对比，因此很难明确三者中哪一个疗效更好。这3种药目前都可以用作他莫昔芬治疗失败患者的二线用药，并且都在一线治疗中获得了优于他莫昔芬的治疗效果或治疗安全性。一些国际学术组织已经建议，可以将非甾体类芳香化酶抑制药与他莫昔芬一道作为受体阳性乳腺癌晚期患者的一线标准用药。美国国家综合癌症网络（NCCN）乳腺癌治疗指南指出，在与患者进行充分讨论后，阿那曲唑可替代他莫昔芬直接用于激素受体阳性的绝经后乳腺癌的治疗，而来曲唑和依西美坦则可用在他莫昔芬应用过程中的不同阶段。

4.促性腺激素释放激素（GnRH）类似物药物去势

促性腺激素释放激素主要促使垂体合成和释放LH，故又称黄体生成素释放激素（LHRH）。LHRH激动药和抑制药可通过负反馈作用抑制垂体，从而抑制TSH和LH产生，使绝经前妇女体内雌激素水平达到绝经后水平，通过抑制雌激素的促肿瘤作用，从而抑制肿瘤的生长。其作用原理与垂体切除有相似之处，通常称"药物性卵巢去势"，其疗效与手术切除卵巢相似。这类药品的优势为可用于绝经前妇女达到可逆性药物去势的作用。研究表明，该类药物将来可望成为绝经前进行性和复发性乳腺癌的首选药物，是最具发展前景、最易与其他方法结合使用的药物。

诺雷德的通用名为戈舍瑞林，是一种GnRH类似物。可有效抑制卵巢的刺激素合成，每月皮下注射3.6mg，有可逆性卵巢切除的功效。对于复发性转移性乳腺癌，诺雷德已经可以大量替代手术或放射治疗性卵巢去势，在获得类似疗效的同时，使患者心理上更容易接受。诺雷德曾经与CMF方案进行术后辅助治疗的随机对照研究，结果证实两者的无复发生存率没有显著差别。而诺雷德的耐受性要优于化疗。研究还表明，诺雷德治疗后的雌激素缺乏症状很大程度上都是可逆的，停药后多可很快缓解，而化疗导致的雌激素缺乏症状往往不可恢复。因此，若在化疗和诺雷德之间任选其一，应以诺雷德为佳。

第六节　乳腺癌的放射治疗

放射治疗（简称放疗）是治疗乳腺癌的主要方式，是局部治疗手段之一，现多用于乳腺癌的综合治疗，作为乳腺癌根治术的补充治疗，消灭术后术野内及术野边缘残存的亚临床病灶，降低局部区域复发率。近十余年来，较早的乳腺癌以局部切除为主的综合治疗日益增多，疗效与根治术无明显差异，放疗在缩小手术范围中起了重要作用，保乳术后放疗已经成为治疗早期乳腺癌的主力。

一、术前放疗

（一）适应证

（1）原发灶较大，估计直接手术有困难者。

（2）肿瘤生长迅速，短期内明显增长者。

（3）原发灶有明显皮肤水肿，或胸肌粘连者。

（4）腋淋巴结较大或与皮肤及周围组织有明显粘连者。

（5）应用术前化疗肿瘤退缩不理想的病例。

（6）争取手术切除的炎性乳腺癌患者。

（二）术前放疗的作用

（1）可以提高手术切除率，使部分不能手术的患者再获手术机会。

（2）由于放疗抑制了肿瘤细胞的活力，可降低术后复发率及转移率，从而提高生存率。

（3）由于放疗延长了术前观察时间，使部分已有亚临床型远处转移的病例避免一次不必要的手术。

（三）术前放疗的缺点

增加手术并发症，影响术后正确分期及激素受体测定。

（四）术前放疗的应用方法

术前放疗应尽可能采用高能射线照射，可以更好地保护正常组织，减少并发症。放射技术方面，目前多数采用常规分割，中等剂量，一般不用快速放射或超分割放射。放射结束后4～6周施行手术较为理想。

二、术后放疗

自从Fisher对乳腺癌提出新的看法后，乳腺癌的治疗已逐渐从局部治疗转向综合治疗。术后辅助化疗广泛应用，术后放疗已不再作为根治术后的常规治疗，而是选择性地应用。

（一）适应证

（1）单纯乳房切除术后。

（2）根治术后病理报告有腋中群或腋上群淋巴结转移者。

（3）根治术后病理证实转移性淋巴结占检查的淋巴结总数一半以上或有4个以上淋巴结转移者。

（4）病理证实乳内淋巴结转移的病例（照射锁骨上区）。

（5）原发灶位于乳房中央或内侧者做根治术后，尤其有腋淋巴结转移者。

（二）放疗原则

（1）Ⅰ、Ⅱ期乳腺癌根治术或改良根治术后，原发灶在乳腺外象限，腋淋巴结病理检查阴性者，术后不放疗；腋淋巴结阳性时，术后照射内乳区及锁骨上下区；原发灶在乳腺中央区或内象限，腋淋巴结病理学检查阴性时，术后仅照射内乳区，腋淋巴结阳性时，加照锁骨上下区。

（2）Ⅲ期乳腺癌根治术后，无论腋淋巴结阳性或阴性，一律照射内乳区及锁骨上下区；根据腋淋巴结阳性数的多少及胸壁受累情况，可考虑加或不加胸壁照射。

（3）乳腺癌根治术后，腋淋巴结已经清除，一般不再照射腋窝区，除非手术清除不彻底或有病灶残留时，才考虑补加腋窝区照射。

三、放疗为主的治疗

以往对局部晚期肿瘤、无手术指征者做放疗，往往是姑息性的。近年来，随着放射设备和技术的改进及提高，以及放射生物学研究的进展，放射可使局部肿瘤获较高剂量，而周围正常组织损伤较少，治疗效果明显提高。目前，开始进行小手术加放疗早期乳腺癌的研究，使放疗在乳腺癌的治疗中从姑息转向根治性。多数作者认为对原发灶<3cm，N_0或N_1的患者可考虑小手术加放疗。对于局部晚期乳腺癌，放疗仍是一种有效的局部治疗手段，放射前切除全部肿瘤或做单纯乳房切除可提高疗效。

四、复发、转移灶的放疗

乳腺癌术后复发是一个不良征兆，但并非毫无希望。

适当的局部治疗可以提高生存质量，延长生存期。照射方面，大野照射比小野照射疗效好，应当尽量采用大野照射。对于复发病例，应当使用放疗、化疗综合治疗，尤其对于发展迅速的复发病例。乳腺癌发生远处转移时首先考虑化疗，适当地配合放疗可缓解症状，减轻患者痛苦。如骨转移患者经放疗后疼痛可减轻或消失。对于有胸、腰椎转移的患者，放疗可以防止或延迟截瘫的发生。

第七节　乳腺癌患者的护理

一、评估要点

（一）术前评估

1.健康史

（1）评估病人的月经史、婚育史、哺乳史；饮食习惯、生活环境等。

（2）既往是否有乳房良性肿瘤。

（3）有无乳腺癌家族史。

2.身体状况

（1）全身和局部

①局部：a.乳房外形，大小是否对称，皮肤有无红肿、局限性隆起、凹陷及橘皮样改变，乳头、乳晕有无糜烂，乳头是否在同一水平，乳房浅静脉是否扩张；b.乳房肿块，大小、质地和活动度、表面是否光滑、边界是否清楚、肿块与深部组织的关系。

②全身：a.评估有无癌症转移征象，如锁骨上、腋窝和其他部位有无肿大淋巴结，有无肺、骨、肝转移；b.全身营养状况及心、肺、肝肾等器官功能状态。

（2）辅助检查：包括特殊检查与手术耐受性有关的检查。

3.心理-社会状况

了解患者情绪状态；有无焦虑或恐惧心理；其对疾病及手术的认识程度。家属对本病的治疗认知程度及心理承受能力。

（二）术后评估

1.术中情况

了解麻醉方式与效果、手术种类及病灶处理情况、术中出血与补液、输血情况。

2.术后情况

（1）评估病人呼吸道、生命体征、神志、切口敷料及引流情况，病人心理反应等。

（2）了解皮瓣和切口愈合、肢端血液循环情况，有无皮下积液、上肢水肿。

（3）患肢功能锻炼计划的实施及肢体功能恢复状况。

（4）病人对保健和疾病相关知识的了解掌握程度。

二、主要护理问题

（一）舒适的改变

与手术创伤、疼痛有关。

（二）自我形象紊乱

与乳腺癌切除术造成乳房缺失和术后瘢痕形成有关。

（三）有组织完整性受损的危险

与留置引流管、患侧上肢淋巴引流不畅、感染有关。

（四）知识缺乏

缺乏有关术后患肢功能锻炼的知识。

三、护理措施

（一）术前护理

1.心理护理

介绍住院环境，告知疾病的有关知识，说明治疗、手术的必要性、手术的方法、术后恢复过程及预后情况，并说明术后有办法弥补，外观无损形象。协助患者角色的转换，消除顾虑和恐惧心理。

2.营养支持

鼓励患者进食高蛋白、高能量、富含维生素和膳食纤维的食物，为术后创面愈合创造有利条件。

3.术前准备

（1）做好术前常规检查和准备。

（2）备皮范围：上至锁骨上部、下至脐水平、两侧至腋后线，包括腋窝和同侧上臂上1/3处；如需植皮，做好供皮区（腹部或大腿区）的皮肤准备，包括会阴部和关节。

（3）乳房皮肤溃疡者术前每日换药至创面好转；乳头凹陷者应清洁局部。

（4）终止妊娠或哺乳。

（5）假体植入者选择合适的假体，乳房再造者完善术前拍照、检查和会诊。

（二）术后护理

1.病情观察

（1）严密观察生命体征变化，并记录。

（2）观察伤口渗血情况。

（3）观察患肢血运情况包括皮肤的颜色、温度，观察患肢有无水肿。

（4）观察皮瓣颜色、皮温及创面愈合情况并记录。

（5）如行乳腺癌扩大根治术者有损伤胸膜可能，术后应观察呼吸，若患者感胸闷、呼吸困难，应做肺部听诊、叩诊和X线检查，以早期发现和处理气胸。

2.体位与活动

（1）全麻患者术后平卧位，麻醉清醒后改半卧位，抬高患侧上肢，避免患侧卧位。6天后可下床活动。

（2）腹直肌重建术者卧床72天应保持屈膝、屈髋体位，以减轻腹部张力，睡气垫床，下床活动时也应屈髋。注意皮瓣的保暖，室温维持在22～26℃。

（3）乳腺癌术后患肢功能锻炼早期康复操步骤：术后患肢肩关节制动3天，以免腋窝皮瓣的滑动而影响愈合。

握拳运动：伸指，握拳。（术后第1天）

手腕运动：上下活动手腕，配合内外旋转腕关节，屈腕动作。（术后第

2天）

前臂运动：上下屈伸前臂。（术后第3天）

屈射运动：做屈肘动作，用健侧手帮助患肢内收，上举，手掌与面部相平。（术后第4天）

摸耳肩运动：练习患肢手摸对侧肩及同侧耳。（术后第5—6天）

摆臂运动：练习肩部活动，患肢上下、左右、前后摆动。禁止肩关节外展。（术后第7—8天）

爬墙运动：起初让健侧手掌托住患侧肘部，慢慢抬高，直至肩平。（术后第9—12天）

绕头运动：练习患侧手掌经头摸对侧耳，或置于颈后，开始低头位，逐渐达抬头挺胸位。（术后第13—14天）

注意：以上锻炼顺序应根据伤口愈合情况、体质情况，在责任护士的指导下循序渐进地行肢体功能锻炼，不可强求。原则是上肢肩关节外展活动在10天以后。保乳手术可正常活动。

3.饮食护理

麻醉清醒或术后6天可正常饮食。

4.管道护理

妥善固定引流管并保持负压状态，定期挤压，保持其通畅，观察引流液的量、性质、颜色，定时倾倒、并记录。

5.切口与疼痛护理

观察切口敷料情况。手术部位用弹力绷带加压包扎，一般维持7～10天，不可自行松解绷带。术后给予疼痛评分，疼痛者及时给予处理。

6.用药护理

遵医嘱予补液等常规治疗，观察药物疗效及不良反应。

7.心理护理

给予心理疏导，保持情绪稳定。

8.并发症观察与护理

（1）出血、感染：观察切口、管周敷料，皮肤红肿情况，引流量，保持引流管通畅。

（2）皮下积液：观察切口敷料包扎情况，保持引流管通畅，避免过早做术侧上肢外展；若拔管后出现皮下积液，应在严密消毒后抽液，并加压包扎。

（3）皮瓣坏死及乳头坏死（保乳术后）：观察皮瓣颜色及创面愈合情况并记录；保持引流管通畅，及时发现皮下积液。

（4）上肢水肿：术后预防性地抬高患肢，出现水肿者，除继续抬高外，应使用弹力绷带包扎，按摩患肢并进行适当的功能锻炼，但应避免过劳。腋窝淋巴清扫患者，注意保护患侧上肢，禁忌患侧测血压，静脉穿刺。

（5）栓塞：手术部位及附近区域疼痛或感觉异常，可通过B超检查有无静脉血栓。如呼吸困难或氧饱和度低于95%、胸闷，警惕肺栓塞。限制活动，给予抗凝血治疗。

9.健康教育

（1）活动：术后1～3月避免患肢提过重物品，继续进行功能锻炼。

（2）术后5年内应避免妊娠，以免促使乳腺癌的复发。

（3）遵医嘱，坚持放疗或化疗。

（4）重建假体植入者，术后一周根据切口情况按摩重建乳房，以乳头为中心，用指腹从近端向远端轻轻按摩，各个方向用手托起乳房向健侧推移。2～3次/日，每次10分钟左右，促进转移皮瓣的血供。假体植入者避免钼靶检查及外力撞击，防止假体破裂，同时避免行放疗，易发生包膜挛缩，使乳房外形严重改变。欲行乳房再造应在3个月后进行，但有肿瘤转移或乳腺炎者，严禁假体植入。

（5）乳腺癌术后病人每月自查1次，健侧乳房每年X摄片检查1次。指导病人乳房自我检查的方法。①检查的最佳时间：月经正常的妇女，月经来潮后第9—11天是乳腺检查的最佳时间，此时雌激素对乳腺的影响最小，乳腺处于相对静止状态，容易发现病变。绝经者选择每月固定1日检查。②乳房自检的范围：锁骨上区、腋窝、乳头乳、乳房。③自查技巧：乳房自检的常用方法：对镜自照法、平卧触摸法。

乳房自检的步骤：面对镜子，双手叉腰观察双乳外形、轮廓有无异常。如看乳房外观是否正常、乳头有无凹陷、皮肤有无皱缩、隆肿等现象。再观察腋下，有无淋巴腺肿。举起双臂，观察双乳外形、皮肤、乳头、轮廓有无异常。右手触摸左乳房外上、外下、内上、内下有无肿块，同法触摸另一侧。仰卧平躺，肩部稍垫高，举起一侧手臂，对侧手指触摸腋下、乳房尾叶、锁骨上有无肿块触摸乳晕周围是否有包块，最后挤压乳头是否有液体流出，同法检查对侧乳房。

第五章　眼科手术概述

第一节　眼睑应用解剖

眼睑是覆盖在眼球前部的能灵活运动的帘状保护组织，分为上、下两部分。中医学称其为上、下胞睑，俗称眼皮。眼睑是眼球前方的皮肤皱褶，有保护眼球、防止异物和强光损伤眼球及避免角膜干燥的作用，眼睑有缺损或外翻畸形时，必须尽早矫治。眼睑分上、下两部分，上睑较下睑大而宽。上、下睑缘间的空隙称为睑裂。成年人的睑裂长27～30mm，宽度在平视时为8～10mm，尽力睁眼时可达12～14mm。上睑最高处在中、内1/3交界处，下睑最低点在中、外1/3交界处。正常人在自然睁眼原位注视时，上睑缘位于瞳孔上缘与角膜上缘之间的中点水平，即上睑缘覆盖10—2时处、角膜上缘1.5～2mm。

一、眼睑的功能

（1）是眼球前面的防护屏障，保护眼球免受外伤。

（2）能协助瞳孔调节进入眼内的光线，防止强光刺激损伤。

（3）睡眠时眼睑闭合，阻断光线进入眼内，以保证充分休息。

（4）眼睑的瞬目作用既能湿润角膜使其免于干燥，又能不断清除结膜囊内的灰尘及细菌，同时还具有促进泪液排流的作用。

（5）眼睑的形态与容貌美、情感的表达有密切关系。

二、眼睑的外形标志

眼睑的外形标志有沟纹、皱襞、眦角、睑裂、睑缘、睫毛等。

（一）眼睑的沟纹、皱襞

上睑较宽大，其上界为眉毛下缘，与眶上缘大致相符。下方形成上睑缘，内侧与鼻根部相续并与下睑会合形成内眦部，外侧与颧部相续与下睑会合形成外眦部。

下睑下界移行于面颊部，无明显的分界，与眶下缘大体一致。上方形成下睑缘，内、外侧分别与上睑会合形成内、外眦部。

上睑由于有特殊的上睑提肌，所以它的活动幅度较下睑大得多。当睁眼平视时，上睑缘位于角膜上缘下2mm左右处，而下睑缘恰在角膜下缘水平。闭眼时上睑几乎遮盖全部睑裂暴露部分，而下睑只是稍稍向上。

从应用解剖角度分类，眼睑可以分为前、后两叶。前叶由皮肤、皮下组织和肌层构成，后叶为睑板和结膜。两叶间为肌下疏松组织，手术时沿此层剥离，很容易将两叶劈开。按组织结构分类，眼睑可分为皮肤、肌层、纤维层和睑结膜。

1.皮肤、皮下组织

眼睑皮肤是全身最薄、最柔软的皮肤，尤其是上睑，仅约0.3mm厚，表皮角化少，真皮为富有弹性的结缔组织，乳头小。真皮内有汗腺、皮脂腺、神经、血管和淋巴管等。皮下组织薄而疏松，无或有少量脂肪。因而外伤或手术后，眼睑容易出现水肿和淤血。眼睑处于人体外露部位，所以皮肤的皱褶老化也最容易在眼睑部位显露。

眼睑皮下组织层疏松且缺乏脂肪组织，借纤维组织束和下方的肌肉层相连，此层由疏松的蜂窝结缔组织构成，故可使眼睑皮肤在肌肉表面上自由滑动。由于疏松，故易形成水肿、气肿、血肿，有些疾病，如心脏、肾脏疾病皮下水肿时，往往在眼睑上首先表现出来。

2.肌肉

眼睑肌肉主要为眼轮匝肌、上睑提肌和米勒（Müller）肌。眼轮匝肌为骨骼肌，环睑裂平行排列，受面神经支配。此肌起于内眦韧带，呈椭圆形在上、下睑围绕睑裂，再会合于外眦韧带的前方。肌肉收缩使眼睑闭合，如面神经额支和颧支损伤或麻痹，眼睑不能闭合，容易发生暴露性角膜炎。在眼睑上做切口，也应以与眼轮匝肌走行方向一致为宜。如垂直切割，创缘裂开较宽，术后瘢痕明显。

眼轮匝肌可分为眶、眶隔前和睑板前三部分。眶部眼轮匝肌位于眶缘表面，主司睑裂紧闭。睑板前部眼轮匝肌在内段分深、浅两头，浅头与睑板联合组成内眦韧带，止于前泪嵴；深头在泪囊后方，止于后泪嵴，称为睑板张肌（即Horner肌），它使眼睑与眼球密贴并维持眶鼻沟的深度。

上睑提肌主司提上睑作用，受动眼神经支配，起于眶尖肌肉总腱环的上方，沿眼眶上壁与上直肌之间向前呈扇形伸展，末端呈宽阔的纤维腱膜止于睑板前方及上缘，部分纤维穿过眼眶隔膜，与眼轮匝肌同止于上睑皮肤中。

上睑提肌收缩，睑板前方眼睑皮肤随之上提，形成上睑皱襞，俗称双眼皮。由于种族解剖结构上的差异，西方人几乎100%存在上睑皱襞，而东方人的出现率较低。上睑提肌麻痹可导致上睑下垂。上睑下垂的患者是无上睑皱襞的。

米勒肌呈扁带状，宽约15mm，长约12mm，起自上睑板上缘上方约12mm处的上睑提肌深部肌纤维之间，止于上睑板的上缘。下米勒肌也称下睑板肌，肌肉较小，起自下直肌鞘，向上延伸止于球结膜和下睑板。米勒肌受颈交感神经支配，收缩时可使睑裂开大它还有协助提上睑的作用，即使是严重的上睑下垂病例，米勒肌往往还能起一定作用。当此肌兴奋时，可增宽睑裂3mm左右，所以对于老年性上睑下垂和Horner综合征（又称交感性上睑下垂）者，即上睑提肌肌力在8mm以上且下垂量在1.5～2mm的病例，可以做睑板-结膜-米勒肌切除术（Fasanella-Servat手术）或米勒肌结膜切除术。Putterman通过组织学检查认为此手术是通过缩短米勒肌而获得效果的。

肌下疏松组织为帽状腱膜下疏松组织的延续，其中有睑板缘血管弓和感觉神经走行。

3.纤维层

眼睑纤维层由眶隔和睑板组成。眶隔是致密结缔组织，下端连睑板，上端与眶缘的骨膜相连，将眶和眼睑隔开，如有出血可互不干扰。眶隔有限制眶内脂肪移入眼睑和防止炎症扩散的作用。司眼肌运动的神经也分布在此层内。眼球位于眼眶内，四周均有脂肪组织衬垫，起保护及缓冲作用，即使最消瘦的人，眼球周围的脂肪量仍近于正常。眶内脂肪在眼球前部，其周边部通过眼外肌之间的5个孔道与眶隔接触。

随着年龄的老化，眶周组织、眶隔膜、眼轮匝肌及皮肤等组织会出现松弛及退行性变化，眼球上、下部分的脂肪通过眼外肌之间的孔道膨出，在下眼睑外部，皮肤形成袋状突出，称为睑袋。上斜肌在上方将脂肪分成内侧及中央两部分，外侧是泪腺。下斜肌在下睑把脂肪分隔成内侧及中央两部分，外侧脂肪球位置较深，位于眼球前方底部。上、下两个内侧脂肪球为内眦韧带所分隔。

睑板也是致密结缔组织，并有弹性纤维。睑板外形与眼睑相适应，上睑板较大，长约29mm，中部宽10mm，两侧边缘较窄，仅1mm宽。下睑板较小，中部宽约10mm。睑板内有睑板腺，分泌富含脂肪的分泌物，可以防止黏着和避免角膜干燥。睑板的内、外端分别借内、外眦韧带固定于内、外眦水平的眶缘上。眶隔和内、外眦韧带统称为睑筋膜，睑板即借此与眶骨骨膜相连。正常外眦角呈锐角，如外眦韧带断裂，睑裂横径缩短，则外眦角变圆钝。内眦角正常呈圆钝，如内眦韧带断裂，可见内眦向外、向前移位，内眦到鼻中线的距离增宽，泪囊区隆起。

4.睑结膜

睑结膜由睑部、穹隆部及球结膜三部分组成，位于眼睑最内层，与睑板连接紧密，故不易剥离。睑结膜与穹隆部结膜及球结膜相连续，总称结膜。穹隆部结膜是睑结膜向眼球反折的移行部分，结构较疏松，伸缩性较大，在成形手术中可被利用为修复组织。全部结膜所形成的腔隙称为结膜囊。

5.眼睑血管

眼睑血管来源于面动脉系统和眶动脉系统。前者来自颈外动脉，有面动脉、颞浅动脉及眶下动脉。后者来自颈内动脉的分支眼动脉，有鼻背动脉、额动脉、眶上动脉与泪腺动脉。由眼动脉及泪腺动脉分出的内外两侧上、下睑动脉，在眼轮匝肌及睑板之间相互吻合，形成3个动脉弓，即上、下睑缘动脉弓和周边动脉弓。睑缘动脉弓距睑缘3mm，位于睑板和眼轮匝肌之间的肌下疏松组织内。周边动脉弓较小，沿睑板上缘走行，故又称睑板上弓。静脉与动脉伴行。睑板前方的静脉回流入内眦静脉及颞浅静脉，睑板后方的静脉汇入眼静脉。

6.神经

眼睑的运动神经主要为：眼轮匝肌由面神经颞支和颧支支配；上睑提肌由动眼神经支配；米勒肌由交感神经支配。感觉神经为三叉神经的分支，主要有眼神经及上颌神经分出的眶上神经、滑车上神经、滑车下神经和眶下神经。

由于受眼眶骨缘高低、眼睑皮肤纹理、肌肉走行方向及种族、遗传等的影响，人类的上、下眼睑形成许多沟纹和皱襞。

（1）上睑眶睑沟（额睑沟）：在眉下即眶上缘下方，有一凹陷，称眶睑沟。此沟在闭眼时稍浅或不显，睁眼时变深、变明显，儿童及青年人因皮肤张力较大，皮下组织丰满，眶睑沟较浅，而中老年人，特别是面容消瘦的人，皮下组织少而松弛，此沟较深。黄种人较浅，白种人眶睑沟较深而明显，这与欧美人的眼窝较深及鼻骨、眶骨的高度有关。

（2）上睑重睑沟（上睑沟）：此沟系由上睑提肌的纤维穿过眼轮匝肌，附着于皮下形成，一般距上睑缘4～8mm。开睑时，由于上睑提肌收缩，将重睑沟以下的皮肤与睑板向上方牵拉提举，而重睑沟以上的皮肤则下垂、折叠，悬垂其前形成上睑皱襞，即重睑皱襞（双眼皮）。上睑提肌纤维附着线位置越高，重睑沟越深，形成的重睑皱襞越宽、越明显。反之，如附着线靠近睑缘或上睑提肌发育不好，或不能附着于睑皮肤，则重睑沟不显或缺如，上睑无皱襞形成，则称单睑（单眼皮）或出现所谓"内双"。有人上睑有多条不规则重睑沟存在，上睑外形则形成多皱襞（多重睑）。

重睑沟存在与否及其位置、形态直接影响上睑外形，与美容重睑，手术有密切的关系，在眼部整形美容外科中具有重要意义。

（3）下睑沟：相当于下睑板的下缘，距下睑缘3～4mm处，隐约可见一条浅沟，相应也可形成一下睑皱襞，但一般不明显。

（4）鼻眶窝（内眦窝）：眼睑内眦与鼻梁之间形成的凹陷，称内眦窝（鼻眶窝），又称"黄金窝"。此窝的存在使鼻根部具有起伏协调之曲线美，若此窝消失或变平坦则对容貌美影响极大。临床上此处常是泪囊手术的切口处。此外，此处为颜面静脉进入内眦形成眦角静脉的部位，手术时须注意，防止误伤。

（5）下睑颧沟：由外眦向下内走行，为下睑疏松组织与颊部致密组织结合处的标志，相当于眶下缘部位。此处也可能出现皱襞，称颧骨皱襞，年老者较明显，在此皱襞上方可形成下睑眼袋。

（6）下睑鼻颧沟：位于鼻颧之间，眶下缘处，相当于眼轮匝肌与上唇四头肌之交界处，为颜面动、静脉进入内眦动、静脉行径之标志。此处出现的皱襞称鼻颧皱襞。

（7）鱼尾纹（鸡爪样皱纹）：从外眦向外下方常连续着一条小的沟纹，为上睑缘的连续线，小沟四周有鸡爪样的皱纹围绕，系眼轮匝肌收缩的结果，中老年人明显。

（8）内眦赘皮（内眦皱襞）：上、下睑交界处为内、外眦。内眦圆钝，包围着一个肉状突起，称为泪阜，它是变态的皮肤组织。朝向泪阜的上、下睑缘各有一泪点，为泪小管的进口处。外眦呈锐角，闭眼时内眦向上，外眦朝下；睁眼时外眦向上，比内眦高1.5～2mm。在内眦角前方常见一条垂直的皮肤皱襞，称为内眦赘皮，在东方民族多见，故也称蒙古襞，为遮盖内眦部垂直向的半月状皮肤皱褶，常由上睑向内眦部延续形成，皆为双侧性，它遮盖了内眦的正常外形和一部分视野。儿童时期鼻低平者尤为显著，随着年龄的增长和鼻梁的发育可逐渐消失，所以与鼻骨的扁平程度有关。内眦赘皮与种族差异有密切关系，最常见于中亚、北亚、东亚等地的蒙古人种，而欧洲人、澳大利亚人、非洲人等没有或极少存在。在我国，据调查，内眦赘皮约占人群的53.66%，其中男女间差异不大。还有一种少见的内眦赘皮系由下睑向上延续至内眦部，称为倒向性内眦赘皮。Komoto综合征患者一般都存在倒向性内眦赘皮。内眦赘皮的存在不但影响睑形美观，而且在行美容重睑术时若不给予适当处理，术后形成的重睑外形欠佳，达不到理想效果。

眼睑除上述的沟纹、皱襞外，随着年龄的增长，还可能出现皱纹、眼袋以及皮肤松弛、下垂等特征。

（二）眦角、睑裂

1.眦角

眼睑的游离缘叫睑缘。上、下睑缘在鼻侧会合形成内眦，也称大眦，略呈钝圆的马蹄形。上、下睑缘在颞侧会合形成外眦，也称小眦，外眦呈锐角，眼睁大时夹角约为60°，平视时为30°～40°。

内眦部由于深部有内眦韧带附着于鼻眶骨，故在内眦与鼻根之间形成一个凹陷区称为内眦窝（鼻眶窝），此窝的存在对容貌起着重要作用。外眦角距外眶缘约5mm，距额颧缝约10mm。外眦部常有鱼尾状皱纹形成，中老年人明显，是面部整形术中一个备受关注的区域。内眦与眼球之间的球结膜形成一半月状皱襞称结膜半月状皱襞，相当于低等动物的第三眼睑，此皱襞与内眦皮肤间被围成一个低陷区，称为泪湖。泪湖中近半月状皱襞处又有一隆起之肉样结构称泪阜。泪阜大小也因人而异，上面生有少数细软的毳毛。由于内眦赘皮的存在，泪阜常被遮盖。

临床上常根据被遮盖程度而将内眦赘皮进行分级。0级：无内眦赘皮。1级：

皱襞微显，稍微盖住泪阜。2级：皱襞中等，盖住泪阜一半。3级：皱襞甚显，泪阜几乎或全被盖住。

内外眦角之间的连线称为睑裂轴（横轴），代表睑裂的长度，其倾斜度（即内、外眦角位置高度）直接影响睑裂形态，和眼形美关系密切。

2.睑裂

上、下睑之间形成的间隙称睑裂，是由上、下眼睑的游离缘所围成的横椭圆形暴露区。睑裂的高度、长度、倾斜度及形态对眼形美及容貌影响极大。闭眼时睑裂略呈内高外低的水平弯曲状，睑缘泪部保持水平位，中央段稍向下弯，外段稍向下倾斜。睁眼时在水平线上，多外眦较内眦稍高。上睑缘最大的弯曲部位是在中、内1/3交界处。睑裂的形态取决于上、下睑缘间的距离与内、外眦间的长度，两者均因年龄、性别、种族以及个体而有差异。

睑裂高度指平视正前方时两睑缘间的最高距离，国人高度平均为7～12mm。可分为细窄型、中等型和高宽型，3种类型里中等型的睑裂高度较美。睑裂的长度指内、外眦角间的连线，国人平均为25～30mm，与面宽比例符合"五眼"者为美，过短则形成小睑裂，过长则形成大睑裂，均不美观。

睑裂的倾斜度是指睁眼平视时睑裂横轴的倾斜度，是由内、外眦角的位置高低决定的。一般也可分为3种类型：内、外眦在同一水平线上的平行型，内眦高于外眦的内高外低型，内眦低于外眦的内低外高型。通常认为外眦较内眦略高者较美。据统计，国人水平位最多，约占82.06%；内低外高者次之，占13.23%；内高外低者最少，占4.71%。

一般男性睑裂稍大于女性，成人大于儿童，西方人睑裂略大于东方人。初生儿及儿童的睑裂较成人虽小，但就睑裂与面部大小相比，睑裂相对要大。其长度与高度相比，高度相对较大。

睑裂的长度随年龄增长而增加，10～20岁之间增长较快，至30岁前后睑裂的长度最大，40岁以上反而变小。而睑裂高度在10～20岁之间几乎没有什么变化。由于眼球的发育成熟，角膜上、下缘均被睑缘遮盖一部分，故成人的睑裂最狭而长，至老年由于皮肤松弛，角膜上部被眼睑遮盖的部分变宽，角膜下缘反而露出于睑裂。

在正常状态下，睑裂略开时可见到角膜，角膜两侧暴露于睑裂，角膜上下被眼睑稍遮盖。初生儿睁眼时，上睑缘常超过角膜上缘，下睑缘则多在角膜下缘稍上方，故小儿的睑裂显得短而圆。由于小儿眼球尚未充分发育，整个角膜都可在睑裂中暴露，看不见泪阜及半月状皱襞，故呈现出一种人小眼睛大的外观。

除睑裂长度、高度、倾斜度与眼形美、容貌美关系密切外，人类的两侧内眦距离、外眦距离也影响面容各部结构之间的协调。国人双内眦间距离平均为30～32mm，如若相当于睑裂长，面部横向比例符合"五眼"则显美。外眦间距平均为90～100mm，若与面宽比例符合黄金分割率则显美。

（三）睑缘、睫毛

1.睑缘

上、下眼睑的游离缘叫睑缘。睑缘宽约2mm，长25～30mm，表面光滑，可分前、后两缘，或称前唇、后唇。前唇钝圆，以睑缘皮肤为界。后缘锐利，紧贴眼球，其内侧以睑结膜为界。前、后两唇有一灰白色线为界，此线称睑缘灰线或缘间线。如沿此线切开、分离，可将眼睑襞分为前、后两叶。前叶包括皮肤、皮下组织、肌肉；后叶包括睑板及睑结膜。因此在临床上，缘间线对许多眼睑手术非常重要，常是手术切口标志线。

睑缘前唇生有睫毛。睑缘后唇的正前方有睑板腺开口，在睑板腺开口与睫毛根部之间正是睑缘灰线所在位置。近内眦部上、下睑缘各有一乳头隆起，中央有一小孔，称上、下泪小点，为上、下泪小管的开口，系泪液排泄路的起点。

2.睫毛

睫毛系生长于睑缘前唇、排列成2～3行且短而弯曲的粗毛。睫毛在上睑者略向上翘，下睑者略向下卷。上、下睑缘睫毛似卫士排列在睑裂边缘，有遮光及防止灰尘、异物、汗水进入眼内，协同眼睑对角膜、眼球起保护等作用，故被称为"眼的哨兵"。

此外，细长、弯曲、乌黑、富有活力的睫毛对眼形美，以至整个容貌美都具有重要的作用，因此，睫毛，特别是上睑睫毛已成为人类，尤其是女性的面部重要修饰部位之一。

上睑的睫毛多而长，通常有100～150根，长度平均为8～12mm，稍向前上方弯曲生长；下睑睫毛短而少，有50～80根，长6～8mm，稍向前下方弯曲。睫毛倾斜度因人而异，国人上睑睫毛的倾斜度睁眼时为110°～130°，闭眼时为140°～160°；下睑睫毛的倾斜度睁眼平视时为90°～120°。上、下睑中央部睫毛较长、较多，内眦部最短。睫毛毛囊神经丰富，故睫毛很敏感，触动睫毛可引起瞬目反射，有保护作用，毛囊周围有变态之汗腺（Moll腺）和皮脂腺（蔡斯腺），它们的排泄管开口于睫毛毛囊中。

睫毛的平均寿命为3～5个月，且不断更新，拔去睫毛后一周即可长出1～2mm的新睫毛，约经10周可达到原来的长度。日常生活中，常有一些父母为婴幼儿拔除睫毛，以期望长出长而黑的漂亮睫毛，这种做法是不科学的，因"拔睫并不能助长"，甚至会造成感染而引起意外。

在行重睑术时，一方面要注意重睑的形态，同时还要注意睑缘弧度、位置及睫毛的倾斜度切不可因手术而造成睑内翻、外翻、成角、睫毛位置异常等并发症。手术分离切口下唇皮下组织时，切勿损伤睫毛根部，否则可导致睫毛脱落或乱生。

三、眼睑的组织结构

人类的上、下眼睑局部组织结构大致相同，但因上、下眼睑生理功能存在差异，故两者解剖组织结构也不完全相同。

（一）上睑的组织结构

主要组织结构包括皮肤、皮下组织、眼轮匝肌、肌下蜂窝组织、纤维层、上睑提肌、睑结膜等。

1.皮肤层

眼睑的皮肤是人体最薄的皮肤之一，其厚度约为0.6mm，细嫩而富于弹性，易于移动和伸展，容易形成皱褶。眼睑的表皮层厚约0.1mm，真皮层厚0.3～0.5mm，睑缘部皮肤稍厚些。在其真皮层内含有丰富的神经、血管、淋巴管和特别丰富的弹性纤维，从而使眼睑皮肤特别富于弹性，可以延伸很长，为收缩和放松留有充分余地，有利于眼睑灵活、轻巧地运动。人到老年，弹性纤维变性，眼睑皮肤因弹性减退而松弛变长，出现睑皮肤松弛症。鉴于眼睑皮肤的上述特征，在行重睑术定点画线时，不应将上睑皮肤过于绷紧，应在上睑微闭下视时进行操作，而且两侧必须在相同条件下进行，否则会出现误差，影响术后重睑形成效果。此外，内、外眦部的弹力纤维与内、外眦韧带相互联系，这些特点在行上睑手术时都具有重要意义。

2.皮下组织

这层特别疏松又缺乏脂肪组织，借纤维组织束和下面的肌肉层相联系，由疏松的蜂窝结缔组织构成，可使眼睑皮肤在肌肉表面自由滑动。由于疏松，故易形成水肿、气肿、血肿，有些疾病，如心脏、肾脏疾病皮下水肿时，往往在眼睑上首先表现出来，原因在此。

3.眼轮匝肌层

眼轮匝肌是眼睑的括约肌，位于皮下组织之下，为环状走行的扁平肌，肌纤维的走行方向是以睑裂为中心，环绕上、下睑及眶缘走行，形似一个扁环。肌肉收缩和松弛时滑动于睑板之前。眼轮匝肌可分为睑部与眶部两个部分。眶部轮匝肌纤维大部分起于内眦韧带，大致绕眶缘走行，环绕一周仍终止于原韧带处；一部分纤维附着于颞部、颊部皮肤；还有一部分纤维进至眉部皮下、额肌的前方，与额肌交织在一起。睑部轮匝肌的肌纤维也起于内眦韧带及其邻近骨壁，分别沿上、下睑绕睑裂，呈两个半圆形而共同终止于外眦韧带。

睑部轮匝肌因部位不同又分睫部（缘部）、睑板前、眶隔前及泪囊部轮匝肌。眼轮匝肌司闭眼运动，但在眶部与睑部有所不同。眶部轮匝肌受面神经支配，为随意肌，收缩时力量较强大，可使皮肤形成许多皱襞和条纹，此部肌纤维是为加强睑部肌纤维的闭睑作用，所以眶部收缩时，睑部轮匝肌也必收缩。睑部轮匝肌受双重神经支配，除随意运动外，还有反射性的闭睑运动，其收缩仅可使睑裂轻度闭合，如睡眠时的闭目、平时的瞬目运动以及防御性、反射性闭睑等。此两部可同时发生，也可单独发生麻痹或痉挛。睑部轮匝肌的痉挛可引起睑内翻，而眶部轮匝肌痉挛收缩则可能引起睑外翻。

由于眼轮匝肌的走行及张力关系，临床上如睑部有与肌肉走行方向一致的创伤或小的切口时，即使不缝合，也多能自行闭合。而睑皮肤的垂直性创口或切口容易裂开，影响愈合。因此行睑部手术时，其皮肤切口应取与肌纤维走行一致的方向。

眼轮匝肌为重要的面部表情肌，采用切开法行美容重睑术或做其他眼睑手术时，虽可将部分睑部轮匝肌切除，但不可过多，以免影响美观及引起睑裂闭合不全等并发症。此外，在行重睑术时，做切口下唇皮下缘部肌处理时也应格外小心，以防损伤睫毛毛囊根部，造成睫毛乱生或脱落等。

4.肌下蜂窝组织层

与皮下蜂窝组织层相似，居眼轮匝肌与睑板之间，向上与头皮的腱膜下层相通。在此层平面上睑缘有一灰线，用刀沿睑缘灰线很容易将眼睑劈为前、后两部分。在此层中有上睑提肌的纤维经过，一部分纤维向前穿过轮匝肌，另一部分附着于上睑板前面的中、下1/3附近。支配眼睑的主要神经也在此层，故临床手术时，麻醉药宜注射到眼轮匝肌的下面此层中。

下睑的肌下蜂窝组织层位于眶隔之前的隔前间隙中，而上睑相应的间隙因有上睑提肌存在被分为睑板前间隙（也称腱膜后间隙）和眶隔前间隙。睑板前间隙较小，其中容有周边部眼睑动脉弓，手术时注意勿损伤，否则易造成出血。间隙的前界是眼轮匝肌和上睑提肌腱膜，后界是睑板和米勒肌，上端相当于米勒肌在上睑提肌的起始处，下端以上睑提肌在睑板前附着处为界。眶隔前间隙在垂直切面下呈三角形，前界是眼轮匝肌，后界是眶隔和穿过眼轮匝肌的上睑提肌腱膜纤维，上面是隔前脂肪垫。

5.纤维层

为构成眼眶的支架组织，由较厚的中央部睑板和较薄的周边部眶隔组成。

（1）睑板：上、下眼睑各一块，作为眼睑的支架，使眼睑保持一定的形状和坚度，由致密的结缔组织、丰富的弹力纤维以及高度发育的睑板腺构成。正常睑板前凸后凹，上睑板较大，呈半月形。睑缘处横长约为29mm，中央宽7~10mm，厚度为1mm。我国男性上睑板中央为7~9mm宽者占82.5%，女性6~8mm宽者占88.5%。睑板内含有发达的睑板腺与睑缘垂直排列，是变态的皮脂腺，上睑板腺有30~40个，下睑板腺有20~30个，其分泌物对眼起润滑、保护作用。睑板可分为前、后两面，游离缘、附着缘及内、外两端。

睑板的前面稍凸，与眼轮匝肌之间有疏松的蜂窝组织，因而肌肉在睑板上收缩不受影响，上睑板前面有上睑提肌，该肌部分纤维附着在睑板前中、下1/3处，一部分纤维则向前穿过眼轮匝肌附着在睑皮肤下（在皮肤表面形成重睑沟）。当肌肉收缩时，睑板及重睑沟以下皮肤被提起，使眼睑睁开，同时在皮肤表面形成重睑皱襞。若提肌纤维发育不好，则上睑不能提举，引起上睑下垂，若没有部分纤维附着于皮下则不能形成重睑，上睑形态表现为单睑（单眼皮）。

睑板的后面因眼球而呈梨形，有睑结膜紧密附着。睑板的游离下缘增厚形成睑缘主体。睑板上缘变薄，向周边逐渐与眶隔融合延续。上睑板上缘有平滑肌

（米勒肌）附着。睑板的内、外两端由强有力的睑内、外侧韧带附着于眶骨缘。

（2）眶隔膜：眶隔起自眶缘，向下中央部连续于上睑提肌腱膜和睑板，两侧附着至睑内、外眦韧带。此外，一部分眶隔随上睑提肌向前，一部分沿肌肉上面向后返折。

眶隔并不是一种固定而坚硬的组织，而是参与眼睑所有运动、可活动的纤维薄膜。眶隔上方、外侧较下方、内侧厚而坚固。上睑外侧的眶隔像增厚的腱膜，向内逐渐变薄。上睑眶隔较下睑眶隔厚而紧张有力，眶隔将眼睑与眼眶分开，隔之后形成一间隙，称眶隔后间隙，有眶脂肪存在。眶隔的薄弱部分是它深层眶脂肪疝出的部位，这种现象在老年人或肿眼泡者中常见。眶隔膜也并不是一个完整无缺的结缔组织膜，它被许多进出眼眶的血管、神经所穿过，但眶隔仍是隔开眼睑和眼眶的重要屏障，在一定程度上能阻止炎性渗出物或出血在两者之间互相蔓延。

一般认为，上睑皱襞（重睑）的形成与眶隔和上睑提肌腱膜融合部偏下有关，融合部若低，眶隔及其后间隙内脂肪位置则低，因而阻挡了上睑提肌纤维穿过，不能向前附着于皮肤，则形成不了重睑。东方人融合部位偏低，多在睑板上缘水平线下，故单睑多；而西方人融合部位高，多在睑板上缘上方，因而多为重睑。眶隔后间隙内容物性状特点也与重睑形成关系密切。

国内王鹤鸣等研究，将眶隔后间隙内容物性状特点分成三型（《中华整形烧伤外科杂志》1986年第4期）

①Ⅰ型：纤维型。间隙的下半部有较多的纤维组织，并将眶隔与上睑提肌腱膜连接在一起，纤维组织的分布可超过睑板上缘，间隙上半部无眶脂肪突入或稍突出眶缘。

②Ⅱ型：脂肪型。眶脂肪突入间隙，向下越过睑板上缘至睑板前方。此类患者上睑外观形态丰满。

③Ⅲ型：混合型。间隙上半部有眶脂肪突入，下半部有少量纤维组织连接。上、下半部内容物的延伸范围均不超过睑板上缘。

上睑外形与眶隔后间隙分型的关系是：单睑者以脂肪型多见，重睑者以纤维型多见。该研究还发现，国人重睑者提肌腱膜与眶隔融合部位均高于单睑者，眶脂肪一般不突入眶隔后间隙或轻度突入，但融合部位多在睑板上缘以下（77.7%），这低于西方人，因此提肌纤维至皮肤附着线偏下，故国人的重睑皱襞较低（多距睑缘4～6mm），而西方人较高（距睑缘7mm以上）。

单睑者融合部位更低，且大多有眶脂肪突至睑板前面，阻碍了提肌纤维至皮肤的附着，而不能形成重睑线。

上述局部解剖特点和理论研究为临床工作提供了重要的依据，并指导和提醒我们在采用切开法为单睑者施行美容重睑术时应注意对眶隔后脂肪的处理，这对于保证皮肤与提肌腱膜、睑板牢固愈合、改变过度臃肿的上睑外观、提高手术成功率都是非常重要的。

6.上睑提肌

上睑提肌属横纹肌，起自眶尖部总腱环，沿眶上壁和上直肌之间呈水平位向前进行，在眶隔之后约10mm（相当于上穹隆结膜顶点）处形成腱膜，向下以垂直位呈扇形按全部上睑方向散开，构成上睑的重要组成部分。在眶缘以内上睑提肌形成腱膜以前，即在肌部和腱部交界处，肌肉表面的筋膜增厚，形成束状横行条带，向内止于滑车及其附近骨壁，向外止于泪腺和外侧眶缘，此带称节制韧带（Whitnall韧带）。其作用一是对上睑提肌起着支持和悬吊作用；二是改变上睑提肌收缩力的方向，使之由后前向转为上下向，有利于上睑上提；三是提肌肌腹与腱膜移行部的标志。

（1）一部分纤维通过眼轮匝肌，附着在上睑皮下重睑沟，故该肌收缩时上睑形成重睑皱襞。其附着部位越高，重睑沟距睑缘的距离越远，重睑越宽。倘若上睑提肌没有穿过眼轮匝肌，或因上睑提肌发育不良等因素而不能附着于上睑皮下则不形成重睑，表现为单睑形态。

（2）一部分纤维附着于睑板前面及其下部。

（3）腱膜扩展部的内外两端称作"角"。外角附着到眶外侧结节和睑外眦韧带的上缘；内角较薄弱，附着到额泪缝和睑内眦韧带。

（4）还有一部分借助于肌肉筋膜鞘附着到上穹隆部结膜。上睑提肌全长50～55mm，腱膜部分长15～20mm，腱膜向外侧扩展部分止于眶外侧缘的颧结节，形成外角。向内侧扩展的腱膜止于后泪嵴，形成腱膜的内角。在行上睑提肌缩短术时，内、外角应予剪断。上睑提肌腱膜在睑板上缘下附近与眶隔膜下方融合在一起，两者之间形成眶隔后间隙，间隙内有眶脂肪存在。提肌腱膜和眶隔膜融合位置高低及隔后间隙类型与重睑和单睑的形成关系密切。

提上睑肌属横纹肌，受动眼神经支配。其主要作用是收缩时使上睑向上、向后弧形运动，达到开睑的目的，同时利于重睑皱襞的形成。它的对抗肌是眼轮匝肌。

7.米勒肌（Müller's muscle）

米勒肌是很薄小的平滑肌，上、下睑各一，肌肉在眶隔深层。上睑的平滑肌较宽，以15～20mm宽起始于穹隆部结膜后方上睑提肌深面的肌纤维中，经上睑提肌腱膜与结膜之间伴随上睑提肌向前下方走行，止于睑板上缘。垂直长约10mm。肌肉本身构成睑板前间隙的后界。此肌受交感神经支配，来自海绵窦交感神经丛，经动眼神经的睫状神经分布到肌肉中，其作用是协助上睑提肌开大睑裂。在惊恐、愤怒时此肌收缩，使睑裂明显开大，麻痹或受炎症侵袭时，可导致上睑呈轻度下垂状态。甲亢患者的上睑退缩，被认为与此肌的强力收缩有关。

8.睑结膜

附着于眼睑后面，系眼睑最里面的一层结构。睑结膜可分为睑缘部、睑板部和眶部。

（1）睑缘部：为皮肤和结膜本身之间移行的部分，向后连续于睑板部。距皮肤结膜移行部约2mm有一浅沟，即睑板沟，为血管穿过睑板进入结膜的部位，异物也易存于沟中。

（2）睑板部：是一层薄而透明且富于血管的部分，附在睑板的内侧面，与睑板紧密附着而难以分离。

（2）眶部睑结膜：位于睑板上缘和穹隆部结膜之间，与其下面的米勒肌疏松相连，表面有些水平皱褶，以利于跟睑运动。一些上睑手术可从此部位作切口将Müller氏肌与结膜分开。

（二）下睑的组织结构

1.下睑的解剖层次

可分2个区域描述。经下睑板层次包括下睑皮肤、皮下组织、睑板前轮匝肌、肌下蜂窝组织层、下睑板、下睑结膜。经下睑板以下层次（经下睑眶隔膜层次）包括皮肤、皮下组织、眶隔前轮匝肌、肌下蜂窝组织层、下睑眶隔、眶后脂肪、睑球筋膜、下睑板肌、结膜。

2.下睑主要组织结构

下睑皮肤、皮下组织、轮匝肌、肌下蜂窝组织、下睑板、睑结膜其组织结构基本同上睑相关层次。在下睑肌下蜂窝组织层之后，依不同部位其后层结构有所不同。在下睑板区层次，其后为下睑板和睑结膜。在眶隔区层次，其后结构较为复杂，一般临床医师不太熟悉，故重点叙述如下。

（1）下睑眶隔膜：位于眶隔前轮匝肌深面，下睑眶隔与上睑眶隔共同形成眼睑和眼眶之间的屏障，具有防止眶脂肪前突和阻止炎症、出血蔓延扩散等重要临床意义。

下睑眶隔膜较上睑薄弱，起自眶下缘的缘弓与骨膜相连续；在外侧，眶隔膜位于浅层，在睑外侧韧带的前面；在内侧，居深层，附着于泪前嵴，与睑内侧韧带的深部关系密切。其上方约在睑板上缘下方5mm处同下睑缩肌融合为一体，并与下睑板联系。

下睑眶隔上方深面为下睑腱膜。下睑腱膜是筋膜囊睑部，它与下斜肌和下直肌鞘相联系，止于下睑板下缘前部，其前与眶隔膜相融合。下睑腱膜深面为下睑板肌，即下睑米勒肌，它起始于下斜肌和下直肌的肌鞘相交处，向前到结膜下穹隆部，分为两小叶，一叶止于下睑板下缘，另一叶止于球结膜。此外，筋膜还有纤维附着于下穹隆结膜。

所谓下睑缩肌，就是这些筋膜、腱膜和米勒肌的总称。

下睑缩肌的后面则与下睑眶部结膜相贴，此处各层分开画出便于识别，活体中它们则紧密相贴。

眶隔约在睑板下缘下方5mm处向上与下睑缩肌融合，向下则两者分开，形成间隙，球下眶脂肪即位于其中。

（2）下睑眶脂肪：若从前面将上、下眼睑切除，再去掉眶隔，可见到眼球四周有眼外肌包绕，并以眼外肌鞘膜向眶壁发出扩展部。在眼球与眶缘之间，被这些扩展部和上、下斜肌隔成5个孔隙（在下睑有3处，即内下孔、中央孔及外下孔）。眶脂肪通过这些孔隙向前与眶隔相接触。

下睑球下眶脂肪一般分为3团。位于中央及外侧的脂肪团呈典型奶黄色，颗粒较大，结构松软。而内侧脂肪团质较紧密呈黄白色，小叶间隙结缔组织的血供丰富，往往有较粗血管。

在下睑各层组织正常的情况下，一般眶脂肪均不超过眶下缘，但在下睑皮肤、肌肉、眶隔膜变性、松弛的情况下，尤其是中老年人，与下睑眶隔接触的眶脂肪体往往通过3个孔隙部位向下方呈脊瓦状脱垂，其中央部眶脂肪突出最为明显，并经常重叠于内侧眶脂肪体外侧部的前方，并高出超过眶下缘，外观上形成典型的下睑眼袋形态。

四、眼睑的血管、淋巴管和神经分布

（一）眼睑的动脉

眼睑动脉来源于2个系统：①来自颈外动脉的面动脉、颞浅动脉、眶下动脉；②来自颈内动脉的眼动脉分支，有鼻背动脉、额动脉、眶上动脉、泪腺动脉。

通常每个眼睑各有2个动脉弓，①睑缘动脉弓（也称下弓），②周围动脉弓（也称上弓）。

鼻背动脉分支形成睑内侧动脉，有上、下两支，分布于上睑的称上睑内侧动脉，分布于下睑的称下睑内侧动脉。进入眼睑后，在每一眼睑内又各分两支：一为较大的睑缘支，一为较小的周围支。两支分别沿睑板下、上缘走行，并与外侧由泪腺动脉分出的相应的睑外侧动脉分支吻合，形成睑缘动脉弓和周围动脉弓。

睑缘动脉弓较大，分布在距眼睑游离缘约3mm处，位于睑板与缘部轮匝肌之间，紧靠睫毛毛囊附近。

周围动脉弓较小，位于睑板上缘附近，在上睑提肌与眼轮匝肌之间。

各动脉弓又各自发出细小动脉相互吻合，还与颞浅动脉、面动脉或眶下动脉等分支吻合，形成睑板前、后动脉血管丛。睑板前动脉丛供应睑板前各种组织和睑板腺，睑板后动脉丛则营养睑结膜等。

总之，眼睑的动脉多，血液供应丰富，故临床上行眼睑游离植皮，只要不感染均能成活，失败者罕见。同理，若有眼睑创伤，切勿轻易剪除，而应尽量保留缝合，一般均能成活。另一方面在行眼睑手术时则易损伤血管而引起出血，形成血肿。故在手术时，特别在行切开法重睑术时应注意尽量避免损伤上、下两条动脉弓及较粗大血管，以免引起出血、血肿而影响操作或术后效果。

（二）眼睑的静脉

眼睑静脉按其回流路径可分为浅部与深部2个系统。浅部静脉位于睑板之前，回流到面前静脉和颞浅静脉。深层静脉位于睑板之后，汇入眼眶静脉，回流到海绵窦；或经面深部静脉和翼状丛再回流到海绵窦。

上述深、浅两个系统在内眦部会合成内眦静脉。内眦静脉向上接受额静脉、眶上静脉的回血，向下则直接和面静脉相续，最后注入颈内静脉。

在眼睑组织内，眼睑静脉也形成和动脉同名而位置相当的静脉弓。

由于眼睑部静脉无瓣膜，且相互间自由会合，故当眼睑有炎症或化脓性感染时，细菌可由此直接进入眼眶静脉而汇入海绵窦。这也是眼睑、面部患毛囊炎、疖肿时切忌挤压的原因，否则可导致炎症扩散，引起眶蜂窝组织炎、海绵窦血栓形成、颅内感染、菌血症或败血症等严重后果。

（三）眼睑的淋巴管

眼睑的淋巴管分为2个系统。浅层者位于睑板前，接收皮肤及眼轮匝肌的淋巴回流；深层者在睑板后，接收睑板和结膜等的淋巴回流。

眼睑的淋巴汇入2套淋巴结。①内侧组，将眼睑内测淋巴沿面静脉汇入颌下淋巴结。②外侧组，浅丛将上睑外3/4及下睑外侧部汇入耳前的腮腺淋巴结；深丛则将上睑、结膜的全部及下睑的外1/3汇入腮腺深部淋巴结。耳前和颌下两组淋巴结最后汇入颈深淋巴结。

（四）眼睑的神经分布

眼睑的神经包括运动神经、感觉神经和交感神经。

1.运动神经

眼睑的运动神经有两个来源。

（1）动眼神经分支（上支）：支配上睑提肌，主管上睑的提升。动眼神经麻痹则上睑不能抬起，造成上睑下垂。由于动眼神经还同时支配上、下、内直肌及下斜肌和瞳孔括约肌等，故动眼神经麻痹时，除上睑下垂外，还可伴有眼球相应运动障碍及瞳孔扩大等症状。

（2）面神经，通过茎乳孔出颅后，分出许多终支。其中颞支分布于眼轮匝肌的上部、额肌、皱眉肌等，颧支分布于眼轮匝肌的下部，支配眼轮匝肌，主管眼睑闭合以及额肌、眉部运动。面神经麻痹时可致睑裂闭合不全甚至眼睑外翻，痉挛时可致眼睑痉挛。

2.感觉神经

眼睑的感觉神经来自三叉神经的第一支眼神经和第二支上颌神经。

（1）眼神经：系三叉神经最小支。自半月神经节发出后进入海绵窦，沿外壁前行在窦前方又分为3支，经眶上裂入眶。a.泪腺神经：除支配泪腺外，还分支到上睑外侧皮肤并与上颌神经的颧颞神经有交通支。b.额神经：可分为眶上神经和滑车上神经。分布于额部、头顶、眉部、上睑、内眦鼻根部皮肤中。c.鼻睫神经（也称鼻神经）：其分支有筛前神经、滑车下神经、睫状神经节长根、睫状神经等，主要司全眼球的感觉，一部分则分布于鼻部。其中滑车下神经有细支分布到内眦部。

（2）上颌神经：系三叉神经第二支。由眶上裂入眶后易名为眶下神经，经眶下沟进入眶下管前行，最后于眶下孔出现在面部。其终支分布于下睑、鼻、面颊、上唇等处皮肤以及上颌牙齿与齿龈的黏膜。

一般上睑由眶上神经及内侧的滑车上、下神经的分支，外侧的泪腺神经的分支支配。下睑主要由眶下神经支配，内、外眦部也由滑车下神经及泪腺神经分支支配。

神经的主支主要分布于眼轮匝肌与睑板之间，从此处发出的细支向前到皮肤，向后则到睑板、睑板腺和结膜。

行眼睑手术时，麻醉药应注入肌下蜂窝组织中才能充分发挥作用。

3.交感神经

眼睑的交感神经纤维主要来源于海绵窦的交感神经丛，经眼动脉的睑支分布到眼睑各部，支配睑部血管、腺体、米勒肌，而后者还可能接受从翼管神经来源的交感神经纤维支配。

第二节　眼科手术的一般原则

一、眼科手术医师的素质和职责

（一）眼科手术医师的素质要求

医师的职责是以自己的努力、自己的技术，使患者尽快脱离躯体的痛苦，重新获得或增加生活和工作的勇气与能力。在诊疗过程中，绝不给患者造成比疾病本身更大的伤害，绝不给患者带来疾病以外的痛苦，绝不谋求附加的利益。

眼科手术是一种非常精细的手术，许多操作是在手术显微镜或手术放大镜下进行的。它的手术切口有时仅几个毫米甚至零点几毫米，它的组织精细脆弱，不允许有任何的损伤，因此对执行手术的医师有其特殊素质要求。

（1）沉着机敏的品质：既能冷静对待各种复杂情况，又能灵活处理突发事件。

（2）良好的视力：视力不良，视野缺损，高度近视或度数较高的远视，以及不能双眼单视者，不适于做眼科医师工作。

（3）双手稳而不颤。

（二）手术医师职责

1.手术前

（1）手术者：充分了解患者的病情，充分考虑患者的心理状态及能承受的手术风险，选择合适的手术方法，制定详细的手术方案，并考虑好术中或术后可能出现的并发症。

（2）助手：负责患者的准备，包括适应证的选择、禁忌证的排除和手术同意书的确认，负责手术器械和手术用材料的准备。

2.手术中

（1）手术者：全面掌握情况，对手术全过程负责。

（2）助手：消毒铺巾、传递器械、穿针剪线、拭净渗血、湿润角膜、暴露手术野、协助操作、清理手术野、包扎创口。

3.手术后

（1）手术者：决定治疗方案及术后并发症的治疗。

（2）助手：查房、换药、及时发现病情变化并处理，解决不了的及时向手术者反映。

（三）医师位置及手术室布局

1.手术床

一般为75cm高，以利于手术医师坐着在手术显微镜下进行操作。

2.手术显微镜

放在手术床上方。

3.器械托盘

放在患者胸前上方。

4.器械台

放在手术者和助手之间。

5.输液架

放在手术者右后方。

6.手术椅

其高度可自由调节，一般情况下，手术者坐于患者头顶后，助手坐在患者患眼侧。

二、手术室和手术器械的消毒

（一）手术室消毒

（1）手术室地面、物表常规处置：保持清洁，干燥，应在每日开始手术前30分钟、全天手术完毕后用400～700mg/L含氯消毒剂进行湿式擦拭方法清洁。

（2）层流手术间和区域应提前1小时开启层流系统，手术过程中一直开启，直到手术结束30分钟后，室内清洁卫生完成后，方可关闭，确保空气质量达标。

（3）普通术间及辅助用房、术备间、缓冲间使用循环风，紫外线消毒机进行空气消毒，每日设置消毒时间为早、中、晚3次，每次消毒时间为2~3小时，原则上手术过程中消毒机不得开启；普通术间有新风（送风口）系统，应在每日全天手术结束后，开启新风30~60分钟，做好术间清洁卫生后关闭，严禁手术过程中开启新风系统。

（4）空气培养监测：每月一次。

（二）手术器械和手术用材料的消毒

1.压力蒸汽灭菌

适用于耐湿、耐热的器械、器具和物品。

（1）下排气式蒸汽灭菌：压力参考范围102.8~122.9kPa，温度121℃，时间30分钟。

（2）预排气压力蒸汽灭菌：灭菌器的灭菌参数一般为温度132~134℃，压力205.8kPa，灭菌时间4分钟。

（3）快速压力蒸汽灭菌：包括下排气、正压排气和预排气压力蒸汽灭菌，其灭菌参数如时间和温度由灭菌器性质、灭菌物品材料性质（带孔和不带孔）、是否裸露而定。

2.干热灭菌

适用于耐热、不耐湿，蒸汽或气体不能穿透物品的灭菌，如玻璃、油脂、粉剂等物品的灭菌。灭菌参数一般为：150℃，150分钟；160℃，120分钟；170℃，60分钟；180℃，30分钟。

3.环氧乙烷灭菌

适用于不耐热、不耐湿的器械、器具和物品灭菌，如电子仪器、光学仪器、纸质制品、化纤制品、塑料制品、陶瓷及金属制品等诊疗用品。应根据灭菌物品种类、包装、装载量与方式不同，选择合适的温度、浓度和时间等灭菌参数。

4.简便消毒法

（1）75%酒乙醇：适用于缝线针消毒。浸泡30分钟，然后水冲洗。

（2）2.5%碘伏：浸泡5分钟，75%乙醇脱碘，然后水冲洗。

（3）煮沸消毒：15分钟。

（三）感染器械的消毒

主要指被朊病毒、气性坏疽和突发不明原因传染病的病原体污染的物品，消毒方法如下。

1.朊病毒

感染朊病毒患者或疑似朊病毒患者宜选用一次性诊疗器械、器具和物品，使用后应进行双层密闭封装焚烧处理。

2.气性坏疽病原体

诊疗器械应先消毒，后清洗，再灭菌。消毒可采用含氯消毒剂1000～2000mg/L浸泡消毒30～45分钟，有明显污染物时应采取含氯消毒剂5000～10000mg/L浸泡消毒≥60分钟。然后按规定清洗、灭菌。

3.突发不明原因传染病的病原体

诊疗器械、器具与物品的处理应符合国家届时发布的规定要求。没有要求时，其消毒的原则为：在传染途径不明时，应按照多种传播途径，确定消毒的范围和物品；按病原体所属微生物类别中抵抗力最强的微生物，确定消毒的剂量（可按杀芽孢的剂量确定）；医务人员应做好职业防护。

（四）手术器械的保养

（1）普通器械使用目测法检查物品清洗质量。

（2）泪道探针、细小精密器械、复杂器械使用光源放大镜检查洗涤质量。

（3）刃口类用棉线或纱检查刃锋利度，用小改刀拧紧关节。

（4）球后注射针类物品，准备湿棉签用于检查针尖有无倒钩，检查斜面是否吻合。

（5）防止器械相互碰撞，贵重及锐利器械应单独放置，锐利器械尖端应套上塑料套管。

（6）手工清洗的器械使用专用水溶性润滑油进行器械保养。

三、缝针和缝线的选择

（一）使用缝线的目的

安置缝线的目的在于帮助切口或创口获得一期愈合，尽快地、尽可能完全地恢复到手术和受伤前的状态。这就要求安置缝线时做到准确，做到无损伤，使用的缝线既能保证切口或创口的准确愈合，又能为组织很好的耐受。

医师必须对每个患者进行估计，假如患者有慢性病，如患贫血，糖尿病，或正在做放疗、化疗，则切口或创口的愈合常是延迟的。

医师必须熟知各种缝线的特点，例如普通肠线易于吸收，但可引起明显的组织反应；不锈钢缝线组织反应极小，但难于操作。在保证组织缓慢愈合时，例如角膜创口的愈合，使用非吸收性组织反应小的尼龙缝线则有着明显的优点。

医师必须根据切口和创口的部位、长短、深浅来决定缝线的种类和缝线的粗细。理论上不用缝线，切口即愈合为最好。实际上在眼科手术中，不用缝线，切口就能愈合且达到解剖复位是难以做到的。这里就有一个选择问题，医师应该根据具体情况选择种类和粗细最合适的缝线。

（二）理想缝线的标准

一种理想缝线，应达到如下标准：

（1）缝线的张力强度足可牢牢地固定组织，使切口始终不裂开；

（2）弹性适度，容易弯曲，便于操作和打结，缝线不离断，线结牢靠；

（3）缝线柔韧，缝线末端无刺激，不造成患者不适感；

（4）容易穿过组织；

（5）缝线易于见到；

（6）组织完全愈合时，缝线也全部被组织吸收；

（7）无炎症反应；

（8）缝线压于针孔中成为一体性。

很明显，没有一种缝线可满足这里所列的所有标准，医师只能选择最能满足需要的缝线。

（三）缝线的粗细与编织

较细的缝线更易穿过组织。较粗的缝线更易引起组织炎症反应，且易使组织扭曲和变形。缝线编织即增加张力，编织的缝线更易打结，且结更牢靠。但抽出组织时不如单股容易，搓过以后有自发散开倾向。编织缝线间隙可能起着液体渗出和细菌通道的作用。目前人工合成缝线多为单股，丝线则一般为编织的。

（四）可吸收性缝线与非吸收性缝线

1.可吸收性缝线

肠线、胶原线是可吸收性缝线，人工合成的聚胶质（Vicryl）和聚乙醇酸亦是可吸收缝线。使用可吸收缝线时应知道缝线张力丧失时间及被组织吸收时间。张力丧失快，而在组织里存留时间长的缝线不适于眼科使用。张力丧失时间刚好在切口愈合后，而又能较快被组织吸收的缝线则比较理想。

2.非吸收性缝线

丝线、不锈钢缝线是非吸收性缝线，人工合成的尼龙线、聚丙烯缝线亦是非吸收缝线。这类缝线多数不是真的不吸收，而是缓慢吸收，或最终发生变质。非吸收性缝线可能长时间留在组织里，并保持其张力，特别适合于愈合缓慢的角巩膜切口的缝合。

（五）缝线的结扎

丝线一般绕1个圈打2个结即比较牢靠，最多绕2个圈打2个结就足矣。人工合成的缝线，如尼龙线、聚丙烯缝线等，本身比较光滑，弹性较大，一般用2-1-2方法打结，即打3个结，第1个结绕2圈，第2个结绕1圈，第3个结绕2圈。如果切口张力较大，应该用3-2-3方法打结才比较牢靠。第1个结是关键，既不能使之滑脱，亦不能结扎过紧，以切口组织刚好对合为准。缝线结扎剪断以后，应该用无齿镊子仔细抓住缝线进行旋转，让线结埋入组织深层。如果手术后发现线头凸起，刺激其上组织，造成患者不适，可用激光烧灼，使线头变短。在眼科显微手术中，要准确灵活地结扎缝线，应该使用结线镊进行操作。

（六）缝线的基本组成

缝线的基本组成如表5-1所示。

表5-1　可吸收和缓慢吸收缝线的基本组成

	缝线种类	基本原料
可吸收缝线	手术用肠线（普通或铬制）	羊肠黏膜下层或牛肠浆膜层
	手术用胶原线（普通或铬制）	牛的尾肌腱
	鼠尾线	鼠尾腱
	聚胶脂（Vicryl）	胶脂和乙胶脂的共聚物
	聚乙醇酸（Dexon-N）	乙胶脂的均聚物
	编制丝线	脱胶丝线
缓慢吸收缝线	原丝线	天然丝线
	不锈钢金属线	铁铬合金
	尼龙线（Ethilon）	聚酰胺聚合物
	聚酯纤维（Mersilene）	对苯二甲酸和乙二醇聚合物
	聚丙烯（Pralene）	丙烯聚合物

（七）缝线的张力强度

缝线的张力强度如表5-2所示。

表5-2　各种缝线结扎后张力强度比较

材料大小	直径（mm）	钢	聚丙烯	单股尼龙线	编织涤纶线	原丝线	编织丝线	肠线	聚胶脂
10-0	0.02	—	0.03	0.03	—	—	—	—	0.04
9-0	0.03	—	0.06	0.05	—	—	—	—	0.09
8-0	0.05	0.17	0.14	0.09	—	0.07	0.08	—	0.14
6-0	0.10	0.40	0.30	0.30	0.30	—	0.30	0.28	0.40
4-0	0.20	2.00	1.30	1.00	1.20	—	0.80	0.90	1.50

（八）缝线材料比较

缝线材料比较如表5-3所示。

表5-3　缝线材料比较

缝线材料	张力强度	维持时间	组织反应	操作容易度	是否需特殊打结	线头特性	平均大小
肠线/胶原线（普通）	6	1W	4+	尚好	−	硬	4–6/0
肠线/胶原线（铬制）	6	<1W	3+	尚好	−	硬	4–8/0
编织聚胶脂	9	2W	2−	好	+	硬	4–9/0
单股聚胶脂	9	2W	2−	好	+	硬	4–10/0
聚乙醇酸	9	2W	2+	好	+	硬	
原丝线	7	2W	3+	极好	−	软	8–9/0
编织丝线	8	2M	3+	极好	−	软	4–9/0
尼龙线	9	6M	1+	尚好	+	硬、尖	8–11/0
聚丙烯线	10	12M	1+	尚好	+	硬、尖	4–10/0
聚酯线	10	>12M	1+	尚好	+	硬	4–6/0

资料来源：Spaeth GL，Ophthalmic Surgery：Principles and Practive Philadelphia：W.B. Saunders Campany，1982

说明：①数字大者表示相对张力强度大，强度随材料大小而变化，本表以8/0大小缝线来测定；②维持时间随缝线大小和位置，随患者健康、随应用的药物而变化，表中时间分别以周（W）和月（M）来表示，以张力强度丧失50%的平均时间为标准；③1+表示炎症反应最轻，4+表示炎症反应最重；④缝针必须是符合眼科应用的标准缝针。

（九）缝针和缝线的选择

缝针和缝线的选择如表5-4所示。

表5-4　眼科缝合缝针和缝线的选择

缝合部位	缝针	缝线
眼睑皮肤	5×4三角针	3-5/0黑丝线
骨膜	7×12圆针	5/0铬肠线或胶原线
结膜	4×8圆针	5/0黑丝线
眼肌	4×8圆针	Vicryl线或3/0白丝线
角膜	2×5铲针或3×6三角针	8-10/0尼龙线或5/0黑丝线
巩膜	2×5铲针或3×8三角针	8-10/0尼龙线或5/0黑丝线
巩膜上固定	3×8三角针	4/0涤纶线

四、手术原则

（一）正确的诊断

对眼科来说，诊断应注意3点。

1.诊断必须完善

例如白内障，必须标明什么性质的白内障，处于哪一期的白内障。

2.诊断必须全面

还是以白内障为例，如果同时有青光眼，或同时患有眼底病，亦应标明出来。一方面它决定着手术方式，另一方面它影响着手术的效果。

3.必须包括视功能

它与预后直接相关，必须详细标明。

（二）明确手术目的

眼科手术目的可概括如下。

1.增进视力

白内障、角膜病手术，就是为了增进视力。但是能不能通过手术增进视力，除了手术者的技巧以外，患者眼底是否健康也至关重要，这一点在术前应该了解清楚，否则目的不一定能够达到。

2.除去危害病变或危害因素

肿瘤患者手术是为了除去危害病变，青光眼患者手术则是为了除去造成视神经损害的高眼压危害因素。

3.解除痛苦或改善容貌

角膜葡萄肿和眼球萎缩及上睑下垂患者手术当属于此类目的。

（三）周密的手术方案

包括谁来主刀手术，应用什么麻醉，详尽的操作步骤，手术过程中可能出现的问题及相应的应急措施等。

（四）手术同意书的确认

眼科手术总是有一定风险的，不可能有100％的成功率。医师应向患者或家属讲明以下方面：

（1）手术指征是什么；

（2）手术中和手术后可能出现哪些并发症，如发生意外，打算如何处理；

（3）手术成功会有怎样的效果，出现并发症又会造成什么样的预后，使医师与患者及家属间建立交流、理解和信任。共同签字确认同意书。

（五）充分做好患者的准备

1.全身状态的准备

眼科手术本身对全身状态无特殊影响，但全身状态是否稳定直接影响到眼科手术的顺利进行和术后切口的愈合及手术效果。

（1）控制影响生命的疾病，如心脏病。

（2）控制影响出血的疾病，如血液病、糖尿病、高血压、出凝血时间延长和妇女月经期等。

（3）控制全身感染性疾病。

（4）控制影响安静的疾病，如便秘、腹泻、咳喘、精神异常等。

2.眼局部状态的准备

（1）眼部应无角结膜感染等疾病。

（2）冲洗泪道。

（3）剪睫毛或贴贴膜。

（4）眼部生理盐水冲洗与眼周皮肤消毒。

（六）采取最经济的手段

这里有2层意思。

（1）用药物可以治疗好的，不应该进行手术；用小手术可以解决问题的不应该进行大手术；必须用手术才能解决问题的应力争一次将问题彻底解决；如果可以有几种手术方法，则选择能达到同样目的的最简便的手术方法。

（2）如果可用多种替代材料，则选择能保证疗效的最便宜的替代材料。

（七）手术进程要能全面控制

这里有3层意思。

（1）一台手术是由所有参加者共同完成的，但手术者在手术过程中起着全面指挥和决定作用。

（2）手术者手术中应能全面控制患者。这就要求患者如果是局麻下手术，必须安静，具有较好的依从性。如果是全麻下手术，必须安全，保障操作的顺利进行。

（3）手术者应能控制自己，专心手术。

（八）保持清晰的手术野

这里有4层意义。

（1）一般来说，手术切口应尽可能小，但是必须要满足手术操作的需要。

（2）医师要看清组织结构，一方面要有充足的照明，另一方面必须使用手术显微镜或手术放大镜进行必要的放大。

（3）医师的视野应是可调的。

（4）视物的景深应是可调的，即无论是浅部组织，还是深部结构，应该始终是清晰的。

（九）强调规范化操作

1.原在位状态下手术

做眼睑或眼肌手术，应尽量在不牵拉状态下进行，一则不会引起患者不适，二则解剖清楚，估计手术量准确，三则损伤小，恢复快。

2.避免无效动作

每一个操作都应该准确无误，始终循序渐进，紧紧围绕着目标。

3.最小的组织损伤

给一名白内障患者手术，手术效果不仅在于术者是否顺利摘除浑浊的晶体和正确植入人工晶体，还在于其是否保持了角膜的透明性和晶体后囊的完整性。每一种操作，如烧灼、冷冻、切割、挤压和撕拉均可造成损伤。组织过度暴露于空气、血液、药液中也可带来不利影响。植入材料、缝线材料也可产生不良反应。成功的手术不仅取决于正确的操作，亦取决于是否将组织损伤降到最低限度。

4.正常的组织复位

手术切口不仅要做到一期愈合，而且要做到平整，不遗留瘢痕。这就要强调正常的组织复位，必须分层缝合，必须准确对拢切口两边，当有组织缺损时必须用相同的组织进行补偿。

（十）重视术后处理

（1）卧床休息有利于切口愈合和防止某些并发症的发生。

（2）更换敷料每日1次，同时检查局部切口愈合情况。

（3）术后用药应兼顾抗菌、消炎和功能的恢复。

（4）出院后随诊，防止术后并发症的发生，巩固手术疗效。

第三节　手术麻醉

眼科手术的麻醉可分为全身麻醉（简称，"全麻"）、神经安定镇痛加局部麻醉（简称，"局麻"）（表面麻醉神经阻滞）与局部麻醉3种麻醉。

一、术前用药

（1）术前用药的作用：镇静，降低眼压，预防感染，预防术中出血。

（2）为了消除患者对手术的紧张情绪，或者估计手术操作较复杂，手术时间较长时，应该使用药物进行镇静。常规镇静一般用3类药物，即：

①镇痛药：如哌替啶等。

②解痉药：如阿托品等。

③解热药：如复方氨基比林等。

如果患者依从性好，手术时间又不是很长，一般术前半小时肌内注射苯巴比妥钠0.1g即可。

（3）全麻患者术前应该按常规肌内注射苯巴比妥钠0.1g，阿托品0.5mg。儿童患者剂量酌减。

（4）小儿患者的术前用药可按下述标准实施：

①0～6个月：只用阿托品，用量为0.02mg/kg。最小剂量0.15mg，最大剂量0.6mg。

②6～12个月：用阿托品和戊巴比妥。阿托品剂量同上。戊巴比妥用量为3～4mg/kg，最大剂量不超过120mg。无戊巴比妥时，可用苯巴比妥代替。

③12个月以上：用阿托品、戊巴比妥和哌替啶。阿托品和戊巴比妥剂量同上。哌替啶用量为1～2mg/kg，最大剂量不超过100mg。无哌替啶时可用吗啡代替，用量为0.05～0.1mg/kg，最大剂量不超过10mg。

二、表面麻醉

凡是操作涉及结膜和角膜的手术，均应使用表面麻醉（简称，"表麻）。表面麻醉还可以减轻冲洗结膜囊时的不适感和注射结膜下浸润麻醉药时的疼痛。常用的表面麻醉药有：0.5％～1％丁卡因溶液，1％～2％利多卡因溶液。每3～5分钟滴眼I次，共滴眼3～5次。

对普鲁卡因过敏的患者，不宜采用丁卡因溶液做表面麻醉，因为二者可发生交叉过敏反应，可以改用利多卡因溶液。

丁卡因溶液滴眼会降低角膜透明度，影响术中检查眼底。术中需观察眼底者，可以改用丁卡因棉片贴附于预定做切口的结膜部位，或者避免使用表面麻醉。

近来准分子激光手术和白内障超声乳化术使用最多的是快速表面麻醉滴剂。主要有美国AlcOn公司出品的0.5％盐酸丙美卡因（Alcaine），日本参天制药株式会社出品的0.4％盐酸奥布卡因（BenOxil）。一般20～30秒钟显效，作用可维持10分钟左右。其表麻强度约为可卡因的20倍，现已为大多数临床医师所采用。

三、局部浸润麻醉

浸润麻醉是眼科广泛应用的一种麻醉方法。常用浸润麻醉药有：2％普鲁卡因，1％～2％利多卡因，2％利多卡因与0.75％丁哌卡因等量混合液（表5-5）。每2～3ml麻醉药中加肾上腺素溶液1滴（5ml注射器，6号针头，持平时计算滴数）。肾上腺素能增强麻醉药效果，延长麻醉时间，减少局部渗血，但是在做青光眼手术或患者有心脏病、高血压、甲状腺功能亢进时，麻醉药中不宜加肾上腺素。

浸润麻醉的部位依据手术种类和范围而不同。良好效果的麻醉是保证内眼手术成功的必要条件之一。衡量内眼手术时眼科麻醉的标准是：

（1）操作时患者无疼痛感，无不适感；

（2）眼睑运动消失；

（3）眼球运动消失；

（4）眼压降至10mmHg左右；

（5）无局部过度肿胀、出血等并发症。

表5-5　常用局部麻醉药的比较

局麻药	效能	起效时间（min）	作用时效（min）	毒性剂量（mg/kg）
普鲁卡因	1	1 ~ 5	45 ~ 90	19.2
丁哌卡因	8	15 ~ 30	120 ~ 240	2.0
利多卡因	2	1	90 ~ 120	7.0
罗哌卡因	2 ~ 8	2 ~ 4	240 ~ 400	3.5

（一）眼睑皮下浸润麻醉

将麻醉药注射到上下眼睑近睑缘处皮下，以便于安置眼睑牵引缝线。进针应浅，以免伤及眼睑血管，引起出血。上睑注射麻醉药约0.5ml，下睑约0.3ml。

（二）球结膜下浸润麻醉

将麻醉药注射到欲切开部位球结膜下，一般在角膜缘后3 ~ 4mm处进针，用4—5号针头，针头斜面向下，进针时要避开球结膜和巩膜表层血管，注射量一般不超过1mL。

（三）轮匝肌下浸润麻醉

在接近眶缘部麻醉支配眼轮匝肌的面神经的额支与颧支。进针点可以选在眶外缘与眶下缘相交点外侧1cm，即相当于眼轮匝肌外侧缘处，也可以选在眼外眦皮肤缘外1cm处。先垂直进针直抵眶骨，注射麻醉药1ml。然后在轮匝肌下，贴近骨膜，沿眶上缘推进针头，一直越过眶上缘中央部，注射麻醉药2ml。继之沿眶下缘推进针头，一直越过眶下缘中央部，也注射麻醉药2ml。针头抽出以后，应在眶上缘和眶下缘各看到一条深层肿胀条索。几分钟以后眼睑即不能闭合。注射针头进针不能太浅，也不能接近眼睑。针头推进一定要超过眶上下缘中央部。

（四）球后阻滞麻醉

将麻醉药注射到球后肌锥内，以达到阻滞睫状神经节作用。可以麻醉虹膜、睫状体、脉络膜等深部组织，可降低眼外肌张力，降低眼压和使眼球运动消失。使用4cm长牙科5号针头，在眶下缘1/3与中1/3交界处先垂直穿过皮肤约1cm，然后嘱患者向内上方注视，针尖亦向内上方徐徐推进，使针尖接近外直肌和视神经之间的睫状神经节。进针约3.5cm，抽吸无回血，即推注麻醉药2ml，拔出针头后闭合眼睑，盖一块纱布，用手轻轻压迫眼球。

如果拔出针头后，针眼出血，眼睑皮肤紧张，眼球突出，即提示已合并球后出血。此时应按前述方法压迫眼球，每压1分钟放松5秒钟。过3分钟后，如果出血已止，眼球突出不明显，仍可继续手术。如果出血量大，眼球明显突出，应暂停手术，加压包扎眼部，待球后出血吸收以后再安排手术。

用2ml麻醉药溶解1500U透明质酸酶进行球后阻滞麻醉，其降低眼压的效果更明显，特别适用于白内障摘除和人工晶体植入手术。但应该注意有个别患者可能发生过敏反应。

（五）眼周浸润麻醉

2%利多卡因和0.75%丁哌卡因等量混合液5ml，加1‰肾上腺素2～3滴，加透明质酸酶150U。眼球固定在原位，按球后阻滞麻醉进针部位和进针方法，进针1.6cm，徐徐注入5ml麻醉混合剂。然后闭合眼睑，盖一块纱布，轻轻压迫眼球。

它可代替结膜下浸润、轮匝肌下浸润和球后阻滞3种麻醉，可避免球后阻滞所致的虽然罕见但比较严重的并发症。

（六）滑车上阻滞麻醉

进行球后阻滞麻醉和眼周浸润麻醉以后，如果达不到理想的麻醉效果，可于眶内上缘滑车处注射麻醉药0.5ml，进行滑车上阻滞麻醉。如果沿眶上壁推进3～4cm，注射麻醉药1ml，则可阻滞分出眶上神经和滑车上神经的眶上裂处额神经。

（七）筛前神经阻滞麻醉

需在眶内侧做切口进行手术时可施用该种麻醉由眶内缘上1/3与下1/3交界处皮肤进针，抵达内壁骨质后沿骨壁向内进入约2cm，注射麻醉药1ml。拔针后稍加按压以防出血。

（八）眶下神经阻滞麻醉

需在眶下侧做切口进行手术时可施行该种麻醉。于眶下缘1cm正对瞳孔处皮肤上进针3如果能触及眶下孔，则针尖略斜向外上方刺入孔内2～3mm。如果未能触及眶下孔，则针尖略斜向外上方抵着骨壁即可。注射麻醉药1ml。

（九）眼眶浸润麻醉

使用局麻做眼眶肿瘤摘除术时，可施行该种麻醉。一般采用4cm长5号牙科针头，行3点注射法，即：

（1）上方紧贴眶上孔下方刺入，针尖达眶上裂；

（2）继之于眶下缘外中1/3交界处，与球后阻滞麻醉法一样进针；

（3）最后于眶下缘内1/3处进针，针尖达眶下裂，每处各注射麻醉药2ml。

（十）前房麻醉

多用于白内障手术患者。将1%利多卡因0.1～0.5ml加入灌注液中。一般先滴用0.5%Alcaine进行结膜囊表面麻醉，然后让患者注视显微镜灯光，快速做切口，前房引入灌注液麻醉虹膜，减轻由于术中虹膜受摩擦，眼压发生改变和显微镜灯光刺激所引起的不适。一般无不良反应，也有学者报道术后产生短暂的视力模糊和对比敏感性降低，但均能恢复。

（十一）针点麻醉

（1）结膜囊表面麻醉。

（2）2%～4%利多卡因浸湿棉片置于上穹隆部结膜面约15分钟。

（3）开睑器撑开眼睑。

（4）安置上直肌牵引缝线。

（5）沿12时处角膜缘剪开球结膜，暴露巩膜。

（6）以微弯而钝的4.5号针头，沿暴露巩膜面伸入眼球筋膜下，注入加有肾上腺素的2%利多卡因与0.75%丁哌卡因等量混合液1ml。

针点麻醉适于小切口白内障囊外摘除术和超声乳化晶体摘除术。

四、全身麻醉

眼科手术范围虽然比较局限，但手术操作精细，眼眶区血管神经丰富，眼球感觉灵敏，眼外肌反射较重，手术时要求患者安静，镇痛完全，眼球固定于正中位，眼内压正常稍低，以便于操作以及术后恢复，所以对小儿、老年等不配合人员，精神异常合并系统疾病及眶内手术的患者，优选于全身麻醉方式。但全麻技术复杂，必须由两人以上麻醉医生共同实施。

（一）常用术前麻醉药

1.镇静安定药

咪达唑仑（咪唑安定），具有镇静、催眠、抗焦虑、抗惊厥及中枢性肌肉松弛作用，有顺行性遗忘作用。对局麻药的毒性反应有一定的治疗效果。0.05～0.1mg/kg于诱导前0.5小时肌注，半衰期8.5小时。

2.催眠药

苯巴比妥钠（长效），具有镇静、催眠、抗惊厥作用，常用于预防局麻药的毒性反应。1～2mg/kg于术前0.5小时肌注。

3.抗胆碱药

阿托品，具有扩瞳、抑制腺体分泌、解除平滑肌痉挛作用，忌用于孕妇、青光眼患者。0.02～0.04mg/kg于术前0.5小时肌注。

4.镇吐药

托烷司琼，强效、高度选择性的5-羟色胺受体拮抗剂。可预防和治疗手术后引起的呕吐。静脉缓慢推注5mg于术前0.5小时。小儿可酌情减重。肝肾功能不全的患者慎用。

（二）常用麻醉诱导药

1.丙泊酚

适用于临床各类手术的全麻诱导。1～2mg/kg静注，对于年老、体弱、循环功能不良的患者、可减少剂量为正常剂量的1/4～1/2。小儿表现为分布容积较大，剂量为2～3mg/kg静注。

2.芬太尼

与镇静全麻药、肌肉松弛药复合，进行诱导后行气管内插管或喉罩，常用剂量为0.01～0.02mg/kg，可有效抑制插管时的应激反应。

3.维库溴铵

中时效非去极化肌肉松弛药，无组胺释放作用，安全系数大，起效时间约3分钟，安全可靠时长为30～40分钟，术中追加量一般为首次剂量的1/3～1/2。

4.顺式阿曲库铵

长时效非去极化肌肉松弛药，起效时间为4～5分钟，维持时间约45分钟。几乎无组胺释放作用，体内消除不依赖于肝肾功能，对肝肾功能不良的患者也可安全使用。

5.七氟烷

吸入性麻醉药，可保持患者自主呼吸，主要用于小儿麻醉或重症肌无力患者。

（三）常用全麻维持药

1.丙泊酚

术后苏醒快而完全，无蓄积，恶心、呕吐发生率低，多采用泵注给药，用于成人维持剂量为6～12mg/（kg·h），丙泊酚无镇痛、肌松作用，常需复合应用麻醉性镇痛药、肌肉松弛药或吸入性麻醉药。

2.瑞芬太尼

超短时效阿片类镇痛药，作用时间短、恢复迅速、无蓄积；还可使脑血管收缩，脑血流、颅内压降低，不依赖于肝肾功能代谢。泵注给药，术后苏醒迅速，因此特别适用于短小手术的麻醉维持。

3.七氟烷

该药为吸入全麻药，诱导迅速，停药苏醒快，不刺激呼吸道产生分泌物，不引起心律失常，但与碱石灰反应产生毒性物质，可引发恶性高热。

（四）全身麻醉方法

1.静吸复合麻醉加喉罩

对患者实施静脉注射或吸入全麻诱导后，置入喉罩或插入气管导管之后再行静吸复合维持。喉罩在临床麻醉工作中的使用比例越来越多，特别是眼科临床的全麻手术中，因为喉罩便于操作，插于咽喉局部与全身反应小，无损伤，更加避免了喉痉挛与喉水肿的发生。

2.吸入全身麻醉

吸入麻醉药的选择以氟烷为最佳。先让患者吸纯氧6L/min，2～3分钟，然后将七氟烷MAC调至5～7，让患者深吸气致意识消失，将MAC调至1.5～2.5，维持麻醉。该麻醉方法适用于短小手术，如眼科眼睑拆线术，少量霰粒肿切刮术，青光眼白内障科的小儿检查等。

3.神经安定镇痛麻醉加局麻

患者入室后平卧位，开放静脉通道，于术前静脉注射镇静镇痛药，术者行局麻或神经阻滞麻醉，以缓解患者术前紧张、恐惧的心理。术中应密切观察患者呼吸循环功能，维持生命体征的平稳，保持呼吸道通畅。术后即可唤醒，饮食。

（五）全身麻醉注意事项

1.反流、误吸和吸入性肺炎

麻醉下发生呕吐或反流有可能造成急性呼吸道梗阻和肺部其他严重的并发症，是目前全麻患者死亡的重要原因之一。为了减少反流和误吸的可能性，手术患者常需要术前禁食水，具体要求为：成人禁食固体食物6～8小时，禁饮4小时；小儿禁食（母乳）4小时或禁食（配方奶）6小时，禁水2小时；6～36个月婴儿禁食（奶）6小时，禁饮2小时；6个月内新生儿禁食（奶）4小时，禁饮2小时。

2.眼心反射

眼科手术极易出现眼心反射，特别是强烈的肌肉牵拉、扭转、压迫眼球等，使患者出现心率骤降、期间收缩、二联律、交界性心律和房室传导阻滞，甚至引起心搏骤停。发生眼心反射时应立即停止刺激，加深麻醉，必要时静注阿托品或使用局麻药浸润眼外肌。

3.术后躁动

患者在恢复期出现躁动首先应该排除缺氧、二氧化碳蓄积、伤口痛、肌肉松弛药残余及术后双眼包扎引起的恐惧心理等因素，如果使用了吸入麻醉药还应考虑其是否完全洗出。

4.全麻后苏醒延迟

全身麻醉停止给药后，患者超过60～90分钟神志仍不十分清晰，可认为全麻后苏醒延迟。必要时可使用相应拮抗药物。

5.术后恶心与呕吐

术后恶心与呕吐（PONV）是全麻后常见的问题，可观察处理，适量进食，对有明显发生PONV倾向的患者才考虑使用镇吐药，一般不需预防性用药。

（六）眼科特殊病例的麻醉

（1）斜视：大部分手术患者为小儿，牵拉肌肉时易发生眼心反射。麻醉时，常规术前给药需足量使用，术中严密观察心率变化，出现眼心反射时可静注阿托品。

（2）眼外伤患者应考虑眼眶及头部外伤，必要时需行CT检查。全麻术前应尽量保持空腹。

（3）眼内手术麻醉过程中，必须防止患者活动、咳嗽、躁动或紧张，血压升高，以避免内眼的损伤及视力丧失，故麻醉时应注意麻醉深度、药物半衰期，确保患者安静、镇痛完全。

第六章　眼睑疾病

眼睑的解剖组织发生学和胚胎来源复杂多样，且长期暴露于外界，容易受到日光照射、紫外线或各种理化因素的影响和细菌及病毒感染，这些均决定了眼睑疾病的多样性。根据眼睑肿瘤发病年龄、生长特性和外观特征做出诊断性评估对于临床医师选择治疗方案有着十分重要的意义。

据相关资料统计，眼睑肿瘤有50余种病理类型，主要有炎性、肿瘤、代谢及营养不良性皮肤病变和全身疾病在眼部的特殊表现。眼睑病变以炎性病变和肿瘤最为常见，从良性病变的疾病谱系及构成比来看，炎性病变占最大比例。良性肿瘤的前5位分别是乳头状瘤、色素痣、囊肿、血管瘤、疣；恶性肿瘤的前5位分别是基底细胞癌、皮脂腺癌、淋巴瘤、鳞状细胞癌、黑素瘤，

第一节　眼睑良性肿瘤

一、眼睑皮样及表皮样囊肿

皮样或表皮样囊肿为胚胎发育时期遗留于组织中的上皮细胞发展而形成，属于先天性迷芽瘤性囊肿。

（一）临床特点

（1）好发于青少年，发病部位多与骨缝有关，外上颧额缝、内上鼻额缝及泪囊部均为好发部位。

（2）囊肿与皮肤无或轻度粘连，眶缘皮下可触及边界清楚的圆形或卵圆形的囊性肿物，固定或稍可推动，眼球位置多数正常，囊肿随年龄逐渐生长。

（3）少数囊肿伴有皮肤瘘管，囊肿可自发破裂或继发感染（图6-1）。

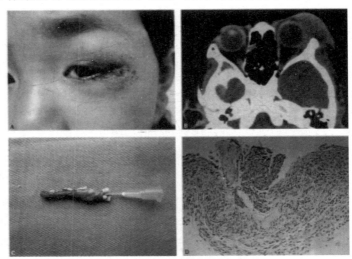

图6-1　左眼睑皮样囊肿瘘管继发感染

A. 左上睑皮样囊肿感染，眼睑红肿，发际部可见囊肿瘘管开口；B. 横轴位CT显示左眶前部低密度肿物；C. 瘘管完整切除；D. 病理：皮样囊肿继发感染、囊肿瘘管，HE×40

（二）影像特点

（1）囊肿呈圆形或半圆形，边界清楚，部分呈哑铃状，CT可见压迫性骨凹、骨缺损，囊肿各种成分混杂可呈高低密度不均或有负值区。

（2）MRI脂性成分在T_1、T_2均为高信号，信号均匀或不均匀，脂肪抑制后呈低信号，如成分混杂则信号不等。

（三）病理特点

皮样囊肿病理显示囊腔内衬以复层鳞状上皮细胞，有脱落的上皮细胞、皮脂腺、汗腺和毛发等结构。如囊肿内无附属结构，则为表皮样囊肿。

（四）主要鉴别

应与皮脂腺囊肿、眼睑血管瘤、畸胎瘤相鉴别。

（五）治疗及预后

如囊肿较小，无明显症状及体征可观察，治疗方法主要为手术摘除，手术摘除不彻底易复发，完全摘除可治愈。

二、眼睑皮脂腺囊肿

皮脂腺囊肿又名粉刺瘤，系皮脂腺导管开口闭塞或狭窄引起的皮脂腺分泌受阻所致，皮脂腺囊状上皮被逐渐增多的内容物膨胀而形成潴留性囊肿。囊肿大多位于皮肤浅层、表皮与真皮之间，是眼睑常见的囊性病变。

（一）临床特点

（1）眼睑皮脂腺囊肿任何年龄均可发生，以皮脂腺分泌旺盛的青年人多见。

（2）好发于额部、眉弓部或内眦皮下，也可见于睑缘Zeis腺或Meibomian腺阻塞导致的囊肿，外观呈球形或类球形，表面光滑，边界清楚，触之有弹性。

（3）如发生囊肿破裂或感染，表现为眼睑红肿及疼痛，类似眼睑蜂窝织炎。

（二）病理特点

为皮脂与表皮角化物集聚的脂样物，囊内极少含有毛发及其他皮肤附件。囊壁内衬以增厚的复层上皮，外周基底细胞呈栅栏状排列，通向皮肤表面有一狭窄开口。

（三）主要鉴别

应与皮样或表皮样囊肿相鉴别。

（四）治疗及预后

手术完整摘除可治愈。

三、眼睑色素痣

色素痣是眼睑较为常见的良性肿瘤，可发生于眼睑的任何部位，儿童及青少年多见，有先天性存在或后天性获得。病变由痣细胞构成，其大小不一，呈圆形、椭圆形或不规则状，颜色可呈淡灰色、深褐色或墨黑色，边界清楚，部分色素较少或无色素，表面光滑或呈疣状、乳头状隆起，根据组织学分为皮内痣、交界痣和复合痣。

（一）临床特点

（1）皮内痣临床最常见，呈圆形、圆顶状隆起的结节，皮肤样色泽或棕褐色，多见于成年人，常伴有毛发，不会发生恶变。

（2）交界痣无毛发生长，栗壳色，扁平或隆起，有皱感，可转化成复合痣，有恶性变趋势。

（3）复合痣既是交界痣，又是皮内痣，淡棕色或棕色，表面光滑无毛或乳头状，具有交界痣和皮内痣的表现特征，可转化为恶性黑素瘤。

（4）分裂痣为复合痣的一种特殊类型，多位于睑缘，表现为上、下睑缘及上、下睑皮肤对应部位皮肤黑色素病变。

（二）病理特点

皮内痣痣细胞位于真皮内；复合痣痣细胞位于交界带及真皮内，近表皮的细胞较大；交界痣痣细胞位于表皮与真皮交界的胶原带；分裂痣组织学属于复合病。

（三）主要鉴别

应与恶性黑素瘤、基底细胞癌、脂溢性角化病相鉴别。

（四）治疗及预后

较小的色素痣无须治疗，如美容需要可彻底切除。怀疑恶变时应彻底切除，并行病理检查。

四、脂溢性角化病

脂溢性角化病又称基底细胞乳头状瘤、老年疣，是一种常见的眼睑皮肤良性肿瘤，病因不清，可能与过度日光照射、遗传、年龄和人乳头状瘤病毒（HPV）感染等有关。病变常累及眼睑及面部皮肤，为临床常见的良性肿物，罕见恶变。

（一）临床特点

眼睑皮肤或睑缘呈分叶状或低乳头状赘生物，呈褐色或棕色不等，边界清楚，质地软，表面粗糙，生长缓慢，圆形或类圆形，一般不发生退变，部分表现为多发性或含有较多色素，呈棕黑色，类色素痣或黑素瘤。

（二）病理特点

由基底细胞样细胞和数量不等的鳞状上皮细胞组成，病变呈乳头状瘤样增殖，肿瘤细胞主要是棘细胞，上皮细胞可增生肥厚，呈腺样或网状排列，与邻近皮肤有明显界限，细胞内含有不等量色素颗粒，瘤细胞巢内可有许多假性角质囊肿（图6-2）。

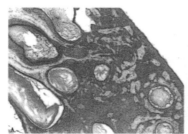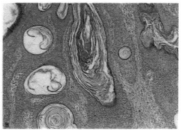

图6-2　脂溢性角化病病理

A、B. 病理：HE×40

（三）主要鉴别

应与色素痣、恶性黑素瘤、色素性基底细胞癌相鉴别。

（四）治疗及预后

可选择手术切除、冷冻、二氧化碳激光等治疗方法。手术切除复发率低，预后良好。

五、眼睑鳞状细胞乳头状瘤

眼睑鳞状细胞乳头状瘤是眼睑最常见的良性上皮性肿瘤，部分病变由HPV感染引起，其余病因不明，其发病率占眼睑良性肿瘤的11.77%，少数可发生癌变。

（一）临床特点

（1）眼睑鳞状细胞乳头状瘤多见于儿童和中老年，可发生于眼睑皮肤及睑缘，也有累及睑、球结膜，可单个或多个发生，颜色与周围正常皮肤相似，表面呈乳头状或桑葚状隆起，软硬不一，有或无蒂。

（2）部分病变发生不同程度角化及色素增生，表现肿瘤质地变硬，触及有毛刺感。

（二）病理特点

组织学改变为：增厚的棘细胞覆盖纤维血管组织呈指样突起，鳞状上皮表面呈过度或局灶性角化不全，无角囊肿形成。

（三）主要鉴别

应与鳞状细胞癌、脂溢性角化病、寻常疣、皮内痣等相鉴别。

（四）治疗及预后

较小的病变可随访观察，疑有恶性变时可手术切除，也可采用冷冻或激光切除，切除不彻底易复发，病毒感染者有自行消退倾向，一般预后良好。

六、皮角

皮角由大量角质蛋白构成，是由于角细胞过度角化而形成的一种皮肤角质增生性损害，也可在脂溢性角化病、棘皮瘤、寻常疣、鳞状细胞癌等皮肤病的基础上发生。

（一）临床特点

（1）皮角可发生于各年龄组，老年人多见，半数以上为良性，少数可发生癌变，或癌前期病变。

（2）表现眼睑及外眦部皮肤呈锥形、圆柱形、分枝形、鹿角形良性肿物，高度自几毫米至几厘米不等，呈肤色外观，淡黄或褐色，可自行消退或恶变。

（二）病理特点

基本病理改变同乳头状瘤，鳞状上皮高度乳头状增生，表面覆盖角化层，细胞分化良好。

（三）主要鉴别

应与乳头状瘤相鉴别。

（四）治疗及预后

少数可自行消退，较小的病变可选择性美容激光、冷冻或手术切除，疑有发生变性、癌前病变或恶性变的肿瘤应积极手术切除，并行病理检查。预后良好。

七、眼睑神经纤维瘤

神经纤维瘤是由于神经外胚叶发育异常而引起的一种渐进性的常染色体显性遗传性疾病，多数病人具有阳性家族史，可以单发，也可以是神经纤维瘤病的一部分。根据症状体征和病理组织学改变将其分为3种类型：局限性、丛状型和弥漫性。眼睑的神经纤维瘤以丛状型最为常见。

（一）临床特点

（1）眼睑丛状神经纤维瘤表现眼睑软性肥厚，皮肤增宽，上睑下垂，睑板松弛，严重者睑皮肤呈袋状下垂，睑裂呈S形，皮下可触及边界不清的软性组织肿物。肿瘤可蔓延至眶内及颞部。

（2）部分合并有眼部先天异常，少数发生发育性或继发性青光眼。

（3）如伴有全身神经纤维瘤，常有躯干及肢体皮肤咖啡斑、皮肤结节等，少数发生中枢神经系统肿瘤，通常为神经纤维瘤病Ⅰ型或Ⅱ型临床表现特征。

（二）影像特点

CT可发现蝶骨大小翼或额骨眶板缺失，双侧眼眶不对称，部分视神经孔扩大，头颅骨也可有缺损。

（三）病理特点

组织病理学表现肿物无包膜，可见受累的神经干膨大，由增生的神经鞘膜细胞和成纤维细胞组成，细长的梭形细胞排列成波浪状或漩涡状，少数瘤细胞发生黏液变性。

（四）主要鉴别

应与眼睑毛细血管瘤、眼睑静脉畸形、神经鞘瘤相鉴别。

（五）治疗及预后

本病对放疗、化疗均不敏感。孤立单发且界限清楚者可局部切除，眼睑丛状型如影响视力或因美容需求，可考虑手术切除联合眼睑整复术改善外观，但切除不彻底易复发。

八、眼睑角化棘皮瘤

角化棘皮瘤是一种多发生于暴露部位的皮肤良性肿瘤，有观点认为与长期日光损伤、接触化学物质等有关，是一种毛囊漏斗部上皮增生性病变，临床有时与鳞状细胞癌相混淆。

（一）临床特点

角化棘皮瘤好发于青年或老年人的颜面部及眼睑皮肤，可单发或多发，多数肿瘤早期生长迅速，部分数周或数月可自行消退。典型病变为半球形隆起，质地较硬，中央为火山口样凹陷，表面有黑褐色或棕褐色痂皮覆盖，肿瘤边缘与周围皮肤分界清楚。

（二）病理特点

组织学上瘤细胞呈异形性，病变周围边缘隆起，其中充满角质，表皮细胞增生，真皮内有炎性细胞浸润。

（三）主要鉴别

应与鳞状细胞癌相鉴别。

（四）治疗及预后

可手术切除，预后良好。

九、眼睑血管瘤

血管瘤是最常见的软组织肿瘤之一，多为先天性血管发育异常，属于错构瘤的一种，颜面部、头颈部和皮肤是好发部位，眼科主要见于眼睑、结膜和眶内。病理主要有毛细血管型血管瘤和海绵窦型血管瘤两类。

（一）临床特点

（1）毛细血管瘤位置表浅，可呈紫红色或暗红色，扁平或轻度隆起，质地柔软。如病变局限于皮肤，颜色鲜红，又称草莓痣。深部血管瘤位于眼睑深部或眶隔前后，皮肤呈青紫色外观。混合型毛细血管瘤表现为一种表层和深层血管瘤的综合体征。

（2）毛细血管瘤如累及颜面部三叉神经分布区域，称为Sturge-Weber综合征，皮肤可呈深红色、紫红色、黑红色，少数为双侧，可不对称。

（3）伴有脉络膜血管瘤时可发生青光眼，颜面部受累侧躯干和肢体出现血管瘤、静脉曲张、骨骼和软组织增生等异常时则构成Klippel-Trenaunay-Weber综合征。

（4）海绵状血管瘤位置较深，外观呈紫蓝色隆起，活动，压之可纳入眶内，影像学检查肿物边界清楚，密度均匀，有完整包膜，以下睑多见。

（二）病理特点

毛细血管瘤位于真皮内，由毛细血管小叶混杂有疏松的纤维间隔组成，边界清楚，毛细血管的排列无固定方向。

（三）主要鉴别

应与横纹肌肉瘤、静脉曲张、皮样囊肿相鉴别。

（四）治疗及预后

多数婴儿型眼睑毛细血管瘤可自行消退，较局限病变可随访观察，病灶范围较大、或影响眼睑功能、视力发育障碍及弱视时，应积极进行治疗。治疗方法包括局部药物注射（激素、硬化剂）、口服普萘洛尔、激光、冷冻、放射治疗及手术治疗。局限性病变预后良好。

十、眼睑静脉曲张

血管畸形根据血流高低分为扩张型和非扩张型。眼睑静脉曲张是最常见的扩张型血管畸形，原因不明，多数为先天性血管发育异常导致，少数为后天获得。

（一）临床特点

（1）眼睑浅表部的静脉曲张肉眼可见，部分累及结膜、颜面部，呈紫色、青色或紫红色不等的条索状、团状或结节状扭曲的静脉血管，质软，压迫后消退。

（2）混合型病变在表现直接可见的眼睑静脉曲张同时，还可累及结膜、颜面部及眶内深部，表现为间歇性眼睑血管扩张和眼球突出。

（二）影像特点

眼睑及眶内静脉曲张利用B超和CT检查能在动态下提示肿瘤病变扩张和体积增大，显示多处囊状扩张的静脉血管畸形，多数可见静脉石。

（三）病理特点

静脉血管呈囊状、蜂窝状或条状，管壁为平滑肌细胞和纤维组织组成，管腔内可见机化的血栓。

（四）主要鉴别

应与静脉性血管瘤相鉴别。

（五）治疗及预后

局限性病变可随访观察，避免过多低头运动；广泛病变影响眼部功能者可手术切除，但切除不彻底易复发。

十一、眼睑黄色瘤

眼睑黄色瘤是由于脂肪代谢障碍而引起的皮肤良性病变，多见于中老年女性，上、下眼睑均可累及，但以对称性分布于双侧上眼睑内眦处皮肤面最为常见。

（一）临床特点

表现眼睑内侧皮肤单侧或双侧对称性的皮肤黄色斑块，呈圆形、椭圆形或不规则状，病变质软，可逐渐变大、隆起增厚，也可进行性多发，早期呈点状相互融合，病变与周围正常皮肤边界清楚。

（二）病理特点

表皮下或真皮内含有大片呈巢状分布的泡沫样组织细胞，胞浆内含有脂肪，这些细胞可深达皮下组织，或围绕小血管和皮肤附件周围。

（三）治疗及预后

可激光或手术切除，但病变还可再次出现。

十二、眼睑钙化上皮瘤

钙化上皮瘤又称毛母质瘤，是发生在皮肤真皮深部与皮下脂肪交界处的良性肿瘤，它起源于有向毛母质分化的原始上皮胚芽细胞，属毛源性肿瘤。多发于头面部，其次为上肢、颈部、躯干和下肢，单发多见，临床表现多样。

（一）临床特点

钙化上皮瘤好发于青少年，上睑眉弓部是最常见的好发部位。多呈无痛性单发结节或囊肿状，质地较硬，与皮肤轻度粘连，生长缓慢，无明显压痛，表面皮肤呈肤色、红色或蓝紫色，部分有囊性感。一般无自觉症状，表皮完好，少数继发感染。

（二）影像特点

CT可见肿物内高密度影，位于软组织内。

（三）病理特点

病理为特征性的嗜酸性细胞的影细胞和嗜碱性染色的嗜碱性细胞组成不规则的条索或团块为依据，可伴钙质沉着和异物巨细胞性肉芽肿性炎症。

（四）主要鉴别

应与皮样囊肿、皮脂腺囊肿相鉴别。

（五）治疗及预后

可手术切除，预后良好。

十三、传染性软疣

传染性软疣是痘病毒中的传染性软疣病毒感染所致，一般通过直接接触传染，也有自体接种。本病以儿童及青少年多见，好发于躯体及四肢，眼睑发病少见。

（一）临床特点

传染性软疣好发于睑缘，呈灰白色或珍珠色，少数为正常肤色，表面光滑、中心脐窝状，表面有错样光泽，中央凹陷形如鼠乳，挤压顶端有乳酪样的物质，有时微痒。

（二）病理特点

病变位于表皮，棘细胞向内增生，形成多个小叶和梨状兜囊状结构，表面表皮细胞蜕变充满中心腔，形成脐状，胞浆内含有病毒包涵体，即软疣小体，嗜伊红染色阳性，包涵体可逐渐增大，随细胞逐渐向表皮移动，软疣小体从嗜酸性染色逐渐变为嗜碱性。

（三）主要鉴别

应与角化棘皮瘤、皮肤包涵性囊肿、汗腺瘤相鉴别。

（四）治疗及预后

可冷冻或手术切除，预后良好。

第二节　眼睑恶性肿瘤

眼睑恶性肿瘤是指原发于眼睑皮肤及其附属器的恶性肿瘤，中老年人多见，根据组织来源，主要包括来源于皮肤的基底细胞癌和鳞状细胞癌，来源于眼睑腺体的睑板腺癌和来源于黑色素细胞的恶性黑素瘤，这4种眼睑恶性肿瘤占眼睑恶性肿瘤的95%以上。

一、眼睑基底细胞癌

基底细胞癌为常见的眼睑恶性肿瘤，多见于中老年人，该病恶性程度不高，以局部生长为主，病情进展缓慢，不易发生转移。长期放射线照射、日晒、外伤、免疫缺陷、局部炎症和使用腐蚀剂等是诱发本病的重要原因。

（一）临床特点

基底细胞癌根据病变形态和临床特点分类主要有4种临床亚型：结节/溃疡型、弥漫型、浅表型、色素型。

1.结节/溃疡型

眼睑皮肤表现以珍珠状或隆起的结节开始，质硬，生长缓慢，逐渐形成火山口状溃疡，边缘突起不齐，基底硬而不平，向周围放射性扩展。

2.弥漫型（浸润和硬斑病性）

呈灰白色硬性斑块，弥漫性扩散性生长，周围边界不清，覆盖的皮肤苍白、毛细血管扩张，少有形成溃疡灶，部分表现全身多发性。

3.浅表型（多发局灶性）

病变表面平坦，鳞状伴有红斑，病变可向鼻部、颊部和对侧眼表皮肤扩散，多数病例呈多发性病灶。

4.色素型（东方人多见此型）

形态与结节/溃疡型相似，但病变含有较多色素，颜色呈黑灰色或青灰色，易误诊为黑素瘤或黑病恶性变。

（二）病理特点

基底细胞癌起源于表皮基底层上皮生发细胞，少数起源于皮肤附件，含一致性基底样细胞，核圆形或卵圆形且染色质深染，癌细胞常呈典型的栅栏状排列。

（三）主要鉴别

应与睑板腺癌、鳞状细胞癌、眼睑恶性黑素瘤相鉴别。

（四）治疗及预后

以完全手术切除肿瘤为原则，术中冰冻切片确定手术切缘范围。可疑切除不彻底的大范围病变可联合术后放疗。早期根治性彻底切除预后好，晚期可向眼眶、鼻窦蔓延，侵入颅内导致死亡。

二、睑板腺癌

睑板腺癌是一种起源于眼睑皮脂腺的恶性肿瘤，占眼睑恶性肿瘤的第3位，多见于中老年女性，其发病原因可能与种族及基因有关。

（一）临床特点

（1）睑板腺癌好发于中老年女性，多数早期表现为睑板内无痛性硬结，表面皮肤正常，类似睑板腺囊肿，故常易误诊。

（2）有些在睑结膜面形成菜花状黄色肿物，也可形成结膜面溃疡或乳头状增生。

（3）如源于睑缘的皮脂腺（包括Zeis腺和Moll腺），表现睑缘局部增厚，肿物表面有时可见黄白色小结节状隆起，类似睑缘炎或乳头状瘤（图6-3）。

（4）晚期病变可侵犯眶内、鼻窦、周围淋巴结及全身转移。

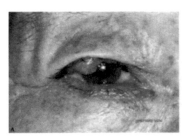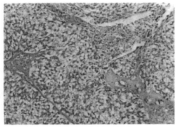

图6-3　睑板腺癌

A. 右眼睑缘部睑板腺癌，表面可见黄白色小结节；B. 病理：HE×40

（二）病理特点

瘤细胞具有向皮脂腺细胞分化的特点，排列呈腺泡状、巢状或条索状，浸润性生长，分化好的癌细胞多显示向皮脂腺细胞分化，细胞大，呈多边形，胞浆丰富，淡染，分化差的癌细胞可类似于鳞状细胞癌和基底细胞癌（图8-3）。

（三）主要鉴别

应与基底细胞癌、睑板腺囊肿、鳞状细胞癌、睑缘炎相鉴别。

（四）治疗及预后

本病对放射及化疗均不敏感，可疑病例应活检，明确诊断后应彻底切除，少数晚期可经淋巴结转移造成死亡。

三、眼睑鳞状细胞癌

眼睑鳞状细胞癌临床少见，发生率占眼睑恶性肿瘤的2.4%～9%，好发于老年男性的眼睑皮肤与结膜交界的睑缘处，肿瘤可原发或由于日光照射、放射线、致癌物刺激、慢性炎症等引起。

（一）临床特点

（1）眼睑鳞状细胞癌早期多为无痛性的疣状、结节状、乳头状硬结，继而形成溃疡，质地坚硬，通常上下睑缘及外眦部易受累及，病变可向深部及周围扩展，累及眼球及眶内软组织，甚至形成空洞。

（2）部分表现类似睑板腺癌，呈隆起的浸润性斑块或结节状肿物（图6-4）。

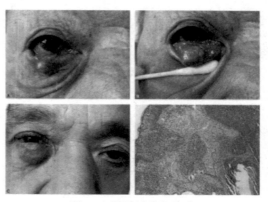

图6-4　眼睑鳞状细胞癌

A.右眼下睑乳头状隆起，睑缘破溃；B.同一病人，翻转下睑可见结膜面菜花状肿物；C.右眼下睑肥厚，触及结节状肿物，睑缘溃疡，D.同一病人，病理：鳞状细胞癌，HE×100。两例病人早期类似睑板腺癌，容易误诊

（二）病理特点

根据肿瘤分化程度不同而异，高分化的肿瘤细胞可见角化珠，而起源结膜的鳞状细胞癌多无角化珠，低分化的瘤细胞巢呈条索状，排列不规则，多见核内有丝分裂现象，细胞异形性明显（图8-4）。

（三）主要鉴别

应与眼睑皮脂腺癌、眼睑基底细胞癌相鉴别。

（四）治疗及预后

以手术切除为主，早期完全切除预后好，低分化癌对放疗敏感。晚期病变可浸润至眼眶和颅内，也可发生淋巴结或血行全身转移，预后不良，如有转移应结合化疗。

四、眼睑恶性黑素瘤

眼睑皮肤恶性黑素瘤为较少见的高度恶性肿瘤，主要发生于老年人群，易发于睑缘部，上睑多于下睑。发病原因主要与遗传、紫外线、痣恶变、年龄和种族等因素相关。晚期可发生淋巴结及远处转移。

（一）临床特点

眼睑皮肤恶性黑素瘤可发生于原有的睑缘或皮肤的色素痣（交界痣、复合痣）恶变，也可原发于正常的皮肤，表现睑缘部棕色或黑棕色扁平状或结节状肿物，部分为无色素性，逐渐在周围皮肤出现卫星状结节，颜色逐渐加深，严重时出现皮肤溃疡、结痂、出血，也可向结膜侵犯。

（二）病理特点

皮肤恶性黑素瘤类似良性痣细胞，起源于皮肤的黑素细胞，但异型性明显。

（三）主要鉴别

应与色素痣、基底细胞癌相鉴别。

（四）治疗及预后

应彻底手术切除，尽管如此仍可致命。预后与病变侵犯范围有关，累及结膜及深部的黑素瘤或晚期复发病变常有较高的死亡率。

五、眼睑淋巴瘤

眼睑淋巴瘤非常少见，多为黏膜相关淋巴组织结外边缘区B细胞淋巴瘤，发病原因可能与病毒感染、遗传因素、免疫缺陷、职业因素等有关。

（一）临床特点

眼睑淋巴瘤发病隐匿，进展缓慢，呈惰性发展，可表现为眼睑肿胀、上睑下垂，皮下出现无痛性中等硬度肿块，边界不清。除全身恶性淋巴瘤眼睑播散之外，多数全身检查和外周血细胞及骨髓检查无异常。

（二）影像特点

CT检查于睑皮下显示不规则高密度软组织肿块，边界不清，一般无骨质破坏。

（三）主要鉴别

应与反应性淋巴组织增生、炎性假瘤相鉴别。

（四）治疗及预后

首先活检明确诊断，如为原发性眼睑局限性淋巴瘤，手术切除联合局部放疗预后好，伴有全身的淋巴瘤应结合化疗，但预后差。

六、梅克尔细胞癌（Merkel 细胞癌）

Merkel细胞癌是一种少见的皮肤原发性上皮和神经内分泌分化的高度恶性肿瘤，其死亡率是恶性黑素瘤的2倍，生长较快，易局部复发转移，预后差。

（一）临床特点

（1）Merkel细胞癌多发生于老年人及免疫缺陷者，多见于日光照射的皮肤部位，如头颈部及四肢。

（2）典型表现为眼睑及其周围无痛性迅速增大的肿物，可呈紫红色或蓝红色皮肤结节，被覆毛细血管扩张，可与淋巴瘤或未分化癌相似。

（3）肿瘤发展可向眶内侵犯、淋巴结或全身转移。

（二）病理特点

瘤细胞呈圆形或椭圆形，胞质少，核深染，染色质细颗粒状，核分裂象多见，排列成巢状或小梁状。

（三）主要鉴别

应与睑板腺囊肿、睑板腺炎、鳞状细胞癌等相鉴别。

（四）治疗及预后

一般采取综合治疗。早期扩大范围手术切除结合术后放疗，如复发或转移则预后不良，多数因全身转移而死亡。

第三节　眼睑炎性病变

眼睑的炎性病变有感染性和非感染性两大类，病程可呈急性、慢性或亚急性发展，其病因有致病微生物（细菌、病毒、真菌、结核、寄生虫等）、外伤、异物、肿瘤坏死等，也可由过敏性、免疫性或某些特异性疾病所致。临床可根据病程、炎症部位、相关系统性疾病或主要累及的炎性细胞、炎症的不同病因及发病机制等采用不同方式进行分类，有些需要进行病理学及免疫组化定性。

一、感染性炎症

（一）眼睑蜂窝织炎

眼睑蜂窝织炎是眶隔前眼睑和眶周软组织的一种急性化脓性炎症，多数为眼眶的特异性炎症，常见病因有急性结膜炎、鼻窦炎、急性睑板腺炎、泪囊炎、流感、外伤、眼睑异物等，多为葡萄球菌和链球菌感染，呈急性发病过程。

1.临床特点

（1）眼睑蜂窝织炎主要为眶隔前急性炎症，表现眼睑红肿、上睑下垂、结膜充血水肿、分泌物增多、疼痛，严重时可形成眼睑脓肿（图6-5）。

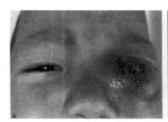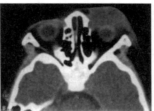

图6-5　眼睑蜂窝织炎

A. 男性，2岁，左眼睑蜂窝织炎，脓肿形成；

B. 横轴位CT显示眶隔前软组织炎性浸润，边界不清

（2）全身可伴有发热、外周血白细胞数升高、淋巴结肿大等，如感染经眼上静脉蔓延，可导致海绵窦血栓、脑膜炎、脑脓肿或败血症，危及生命。

2.影像特点

（1）CT表现为眼睑肥厚，正常结构界面消失，脓肿形成后，表现低密度区，强化后脓肿壁强化，但脓腔无强化（图8-5）。

（2）MRI表现为软组织影，呈长T_1、长T_2信号，边界模糊。

3.主要鉴别

应与急性炎性假瘤、横纹肌肉瘤、急性泪腺炎相鉴别。

4.治疗及预后

积极局部及全身应用抗生素控制炎症，脓肿形成后切开引流，并认真处理原发感染灶及并发症，一般预后良好。

（二）急性睑腺炎

急性睑腺炎俗称"麦粒肿"，为眼睑腺体的急性化脓性炎症，儿童及青少年多见，多由于葡萄球菌感染所致。

1.临床特点

（1）内睑腺炎于睑板腺体部位周围感染，炎症位于睑板深层，皮肤红肿局限，扪及明显疼痛性硬结，化脓后的脓点位于睑结膜面或睑板腺开口。

（2）外睑腺炎炎症主要集中在睑缘睫毛根部，由Zeis腺感染所致，引起眼睑红肿及疼痛，化脓后皮肤破溃有脓性物溢出，重者形成眼睑蜂窝织炎。

（3）全身可伴有耳前淋巴结肿大、发热、寒战，甚至脓毒血症，危及生命。

2.主要鉴别

应与眶隔前蜂窝织炎、化脓性肉芽肿相鉴别。

3.治疗及预后

早期局部热敷，眼局部应用抗生素滴眼液及抗生素软膏，必要时全身应用抗生素，一旦形成脓肿应切开引流。

二、肉芽肿性炎症

眼睑炎性肉芽肿是慢性炎症形成的纤维化增生，是一种特殊增生性炎症，以肉芽肿形成为其特点，多为特殊类型的慢性炎症，最多见为睑板腺囊肿、睑腺炎、异物、结节病、真菌感染、麻风、病毒或其他炎症后出现的局部炎性肿块，其自然病程经久不愈。

（一）眼睑皮肤结核

眼睑皮肤结核是一种罕见的眼部组织干酪样坏死性肉芽肿，发病机制多通过远处结核灶经血源播散或由眼眶周围软组织或骨结核直接侵犯眼眶。眼睑结核作为肺外结核的一种表现形式临床少见。

1.临床特点

眼睑皮肤结核可见于任何年龄，早期皮下硬结，潮红，病变范围逐渐增大，病变皮肤呈苹果酱色，周围出现结节状隆起，高低不平，结节周围红斑。皮肤结核可形成脓肿或者瘘管长期不愈，晚期纤维组织增生和纤维化（图6-6）。

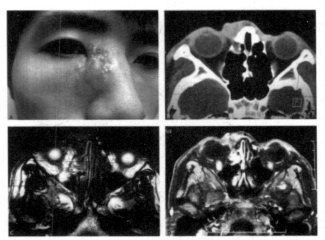

图6-6 眼睑皮肤结核性肉芽肿

A. 男性，17岁，病史2年，右眼内眦及颊部皮肤粉红色斑片，质硬，高低不平；B. 横轴位CT显示泪囊区高密度影，侵犯筛窦；C.MRI显示T2病变呈低信号；D. 增强后T1病变呈明显强化

2.病理特点

病理显示坏死性肉芽肿性炎症，中央为干酪样坏死灶，周围有大量淋巴细胞、嗜中性粒细胞、浆细胞浸润。

3.治疗及预后

应积极抗结核治疗，但经久难愈，愈后留有明显瘢痕。

（二）异物肉芽肿

眼睑异物常见，如异物（尤其是植物性异物）未及时取出，数日内可引起异物周围明显的炎症反应，形成异物肉芽肿。

1.临床特点

病人通常有外伤史或手术史，因纤维结缔组织增生和异物包裹，眼睑皮下触及疼痛性硬结，边界不清，甚至出现脓腔破溃或瘘管，持续不愈。

2.影像特点

CT可显示眼睑肿物密度影，包块内多能发现高密度异物存留，植物性异物常表现管状影。

3.病理特点

病理表现以异物为中心的炎性灶，有大量多核异物巨细胞环绕，亦可有巨噬细胞、上皮样细胞和淋巴细胞等。

4.治疗及预后

取出异物后，预后良好。

（三）睑腺炎性肉芽肿

睑腺化脓性炎症未及时治疗或治疗不当、反复发作病程迁延可引起眼睑纤维组织增生，易形成眼睑炎性肉芽肿。

1.临床特点

急性睑腺炎的脓液或囊内潴留物穿破囊壁刺激眼睑皮下组织，形成迁延不愈的肉芽肿样炎性增生病变，表现眼睑皮肤局限性潮红肿胀，其外形如息肉样或毛细血管瘤样，色泽暗红或暗紫，表面粗糙，自然病程可长达数月甚至1年以上。

2.治疗及预后

热敷，局部应用抗生素滴眼液及抗生素软膏，如肉芽肿不能消退应手术切除，预后良好。

（四）睑板腺囊肿

1.临床特点

睑板腺囊肿是睑板腺排出管道阻塞和分泌物潴留的基础上形成的睑板腺慢性炎性肉芽肿，主要由浆细胞、上皮样细胞、淋巴细胞、巨细胞和大量纤维化组织组成。

（1）睑板腺囊肿多见于小儿及青少年，可单发或多发，表现眼睑局限性皮肤隆起，皮下可触及睑板内硬结，与皮肤无粘连，皮肤颜色正常，对应睑结膜局限性紫红色充血，无疼痛。

（2）部分自结膜面破溃形成带蒂的暗红色肉芽组织，或经皮肤破溃遗留长久不愈的淡红色肉芽肿性硬结。

（3）若处理不当或合并感染时，出现眼睑红肿、疼痛，类似睑板腺炎。

2.病理特点

为巨细胞肉芽肿性炎症，有纤维结缔组织包裹，囊内含有睑板腺分泌物及包括巨细胞在内的炎性细胞浸润。

3.主要鉴别

应与睑板腺炎、睑板腺癌相鉴别。

4.治疗及预后

热敷，激素类滴眼液点眼，如无效可手术摘除，预后良好，老年人术后应行病理组织检查排除睑板腺癌。

第四节　肿瘤摘除和眼睑重建术

一、眼睑肿瘤摘除术

（一）手术原则

眼睑肿瘤可以只侵犯一层，也可以侵犯眼睑各层。手术时应沿肿瘤周围健康组织3mm以外做切口，连同肿瘤一并摘除。

摘除肿瘤时应标识好提上睑肌、内外眦韧带组织，便于眼睑的重建手术。

（二）眼睑缺损的修复

估计眼睑缺损的大小时必须将肿瘤和周围所切除的健康组织一并计算进去，任何眼睑缺损的修复均决定其大小、位置及和周围组织的关系。无论什么原因造成的眼睑缺损，其修复方法总是相似的。

眼睑缺损的修复分为外层修复，后板层修复和全层修复。

（1）外层缺损修复：首先试用直接缝合关闭创口，不能直接缝合者则应用转移皮瓣或游离植皮。

（2）后板层缺损修复：首先试用游离睑板结膜移植片，无睑板结膜移植片可利用者则应用腭黏骨膜移植片。如果后板层包括睑缘在内有4mm及以上是健康的，则可以维持其功能，不必进行修复。

（3）全层缺损修复：首先试用直接缝合关闭创口，如果存在张力过大情况，则做外眦切开，减缓张力再缝合，仍不能直接缝合者则应用外层与后板层联合手术的方法进行修复。

二、眼睑外层重建术

（一）直接缝合法

（1）接近睑缘处小缺损，如果以垂直方向为主，则先将缺损修成底向睑缘的五角形，然后在缺损相应部位并稍向两侧延长切开灰白线，进行皮下潜行分离以后，用5/0丝线间断缝合皮肤创口及灰白线处创口。

（2）接近睑缘处小缺损，如果以水平方向为主，则将缺损稍向两侧延伸以成新月形，进行皮下潜行分离以后，用5/0丝线间断缝合创口，该法特别适合于眼睑皮肤松弛者。

（3）下睑接近睑缘处缺损较大而皮肤又较松弛时，可沿整个下睑睫毛缘下1.5mm做切口，将缺损包括在内，并在该切口外眦端沿外眦做一个水平辅助切口，进行皮下潜行分离以后，切除缺损两侧高于缺损的皮肤，使切口下缘整齐，铺平皮瓣，从外侧端剪除一块底向上的三角形皮肤，用5/0丝线间断缝合创口。

（二）推进皮瓣法

1.水平滑行瓣

先将缺损修切成矩形，再在缺损一侧或两侧作与睑缘平行皮肤切口，如果缺损上端累及睑缘，则上侧切口改为睑缘灰白线切开，进行皮下潜行分离后，将缺损一侧成两侧皮肤向缺损处滑行，用5/0丝线间断缝合创口。

2.垂直滑行瓣

当缺损水平径长于垂直径，且缺损位于上睑时较适用。先将缺损修整成矩形，再在缺损区两侧各做一条向上皮肤切口，其高度大致等于缺损高度，以此形成一矩形皮瓣，在矩形皮瓣两侧各切除一个以矩形皮瓣边为基底的角形皮肤，进行皮下潜行分离后，用5/0丝线间断缝合创口。

3.O—Z成形术

先将缺损修切成圆形，在圆形缺损的上端沿切线方向做一条皮肤切口，在圆形缺损的下端也沿切线方向，但与上方切口方向相反做一条皮肤切口，上下两条皮肤切口均等于圆形缺损一半的周长，进行皮下潜行分离后，用5/0丝线间断缝合创口。

（三）旋转皮瓣法

1.半圆形旋转皮瓣

适于修复眼睑全长1/2下皮肤缺损。

（1）标记皮肤切口线，从外眦皮肤缘起，做一个垂直径（约22mm）大于水平径（约18mm）的高拱式半圆形标记，半圆形标记的两个终点位于外眦水平，其间距离相当于眼睑缺损的长度。如果缺损在上睑，此半圆形标记在外眦线下；如果缺损在下睑，此半圆形标记在外眦线上。切口应保持在眶周皮肤内，外侧不应伸展到眉外侧部分以外。

（2）下穹隆、外眦部结膜下浸润麻醉，下睑及外眦侧标记区皮下浸润麻醉。

（3）在眼睑缺损外眦侧劈开睑缘灰白线直到外眦角，然后沿半圆形标记线切开皮肤。

（4）潜行分离皮肤及其下组织。

（5）将眼睑缺损修切成五边形，以5/0丝线予以结节缝合。

（6）用5/0丝线结节缝合外眦侧皮肤创口。正外眦部位皮肤做一垂直褥式缝合，并在垫枕上结线。灰白线处创口亦用5/0丝线进行结节缝合。后轻度加压包扎，7天左右拆除缝线。

2.颊部旋转皮瓣

适于修复下睑全长1/2以上皮肤缺损。

（1）标记皮肤切口线。自外眦向上避开眉毛画一曲线，继续向上延长该线越过颞部，再向下弯至耳前。

（2）在下睑及颊部皮下进行浸润麻醉。

（3）将下睑缺损修切成底向上、尖向下的三角形，并尽量使缺损内侧边缘垂直于睑缘。

（4）进行皮下潜行分离以松动皮瓣。

（5）用5/0丝线结节缝合眼睑处创口和颊部创口。正外眦部位皮肤作一垂直褥式缝合，并在垫枕上结扎缝线。睑缘处亦用5/0丝线进行结节缝合。术后轻度加压，包扎，7天左右拆除缝线。

三、眼睑里层重建术

（一）游离睑板结膜移植片

适于4～5mm宽的小缺损修复，下睑缺损采用上睑的睑板结膜移植片，上睑缺损采用对侧上睑的睑板结膜移植片。

（1）结膜囊表面麻醉，结膜下和眼睑皮下浸润麻醉。

（2）按缺损印模纸大小，自健康上睑睑缘4mm以上处取下睑板结膜移植片。术中需注意：

①眼睑的稳定有赖于睑缘处4mm宽睑板结膜的完整性，所以要自4mm以上部位取移植片；

②下睑板仅5mm宽，不得取移植片；

③睑板结膜移植片最好是板层，如果取下全层也可以，但不得损伤睑板前面和上缘的肌肉附着；

④以上操作在上睑板夹翻转眼睑情况下易于完成；

⑤松解供区创面上缘处穹隆结膜，做成一个舌状结膜瓣，将其下移覆盖创面，进行缝合。

（3）修整眼睑缺损，将睑板结膜移植片盖于其上，用5/0丝线予以缝合。

（4）眼内涂抗生素眼膏，轻度加压包扎，7天左右拆除缝线。

（二）硬腭黏骨膜移植片

适于眼睑里层较大缺损，甚或全睑板结膜缺损的修复。手术时，先以消毒纸印画下眼睑里层缺损的范围，于一侧硬腭上铺平印模纸，周边放宽1～2mm，取下腭黏骨膜片，供区边缘安置3/0丝线，下填碘仿纱布卷，在纱布卷上拉紧结扎缝线。修整腭黏骨膜移植片，其厚度控制在1.5mm左右，使其和眼睑缺损里层完全嵌合。以5/0丝线将腭黏骨膜移植片与缺损周围残存的睑板-结膜相缝合，待眼睑缺损外层重建后，睑缘处皮肤移植片与腭黏骨膜移植片亦用5/0丝线予以缝合。术后7天拆除眼睑受区缝线。术后5天拆除供区缝线，取出碘仿纱布卷，3周左右供区缺损即为新生组织所铺平。

四、眼睑全层重建术

（一）全层缺损直接缝合法

适于中青年小于睑缘长度1/4以下缺损，或老年人小于睑缘长度1/3以下缺损的修复。

（1）做外眦松解：外眦部皮下浸润麻醉以后，在皮肤上做一切口，切开皮肤及轮匝肌，但保持结膜的完整性，分离并暴露外眦韧带，根据缺损部位用剪刀剪断外眦韧带的一支，即缺损在上睑者剪断上支，缺损在下睑者剪断下支。为了增加眼睑的松解度，可将外眦韧带附近的眶隔与眶缘分离。外眦松解术可松解5mm左右的组织。

（2）眼睑皮下和结膜下浸润麻醉。

（3）根据缺损形状，将其修整成为T字形或三角形。

（4）先缝合睑板：用圆针，最好穿可吸收性缝（例如6/0聚乙二醇酸缝线），第1针在睑缘处距创口上方边缘1～2mm，从轮匝肌面进针，带上部分厚度睑板，缝针经过近结膜面睑板，从创缘出来，再从对侧创缘刺入，经近结膜面睑板，自轮匝肌而出针。先打一活结，观察睑缘对合是否整齐，如果欠妥，须重新安置缝线，直到满意为止。上睑睑板的缝线必须埋于结膜下，以防摩擦角膜，下睑的缝线则要求不甚严格。根据创口的长度，以同样的方法安置数针缝线以缝合睑板。

（5）用5/0丝线在灰白线处缝合1针，结扎后线头留长些。

（6）如果创口处轮匝肌卷缩，则用可吸收性缝线予以缝合。

（7）从睫毛缘起依次在整个创口用5/0丝线结节缝合皮肤。缝线结扎时，线头留长些并依次锁住上面线结的线头，防止线头摩擦角膜。

（8）如果张力过强，可横过创口安置水平褥式缝线，并在垫枕上结扎。

（9）缝合外眦处皮肤创口。

（10）结膜囊涂抗生素眼膏，轻度加压包扎，10天左右拆除睑缘处缝线，其余部位缝线7天左右拆除。

（二）硬腭黏骨膜移植片合并皮瓣或皮片移植术

适于眼睑较大，甚或全长缺损的修复。方法如前述，应该强调的是以下方面。

（1）在有眼球存在的情况下，眼睑里层必须是光滑湿润的黏膜。眼睑的支撑作用是靠睑板来维持的，它可以保持眼睑外形的轮廓，并作为眼睑运动牵引的实体。腭黏骨膜可起湿润和支撑的双重作用，是眼睑里层理想的替代材料。

（2）眼睑缺损的外层覆盖应尽量采用推进皮瓣和旋转皮瓣。因为移植片早期的营养供给，是靠其贴附组织面渗透的血浆供给的，如果两层相贴附的组织均为游离移植片，其早期营养则成为一个问题，移植片可能有缺血坏死的危险。如果外层覆盖的是皮瓣，其本身营养是有保证的，其血浆渗透也能保证与之贴附的腭黏骨膜的早期营养。如果外层缺损少，用小面积的游离皮片覆盖缺损也可以成活，其早期营养主要靠周围组织渗透的血浆维持；如果眼睑缺损大，外层又必须用游离皮片覆盖，则手术宜分两期进行，待外层皮肤移植片成活后，里层再用腭黏骨膜移植片修复。

（3）重建上睑时应特别注意提上睑肌的识别和游离，待眼睑里层完成重建以后，将提上睑肌游离断端缝合在腭黏骨膜移植片的上缘，以保证重建后眼睑的运动。

（4）里层及外层的层间耦合有利于眼睑稳定和功能的行使。眼睑里、外两层缺损应有意识地使其参差不齐，或者外层缺损大些，或者里层缺损大些，这种情况有利于重建眼睑的里、外两层间的愈合。移植片大于1.5cm时，还应采用"衍缝"的方法，以促进里外两层的贴附。

（5）注意保持重建睑缘的外形和稳定，创缘间不应留下任何切迹和间隙，应使黏膜移植片大一些，以其包绕新睑缘后再和皮肤缝合，防止睑内翻。

第五节　眼睑位置异常的矫正

一、睑内翻矫正术

（一）先天性睑内翻矫正术

1.下睑外翻缝线术

（1）表面麻醉，下穹隆结膜下及下睑皮下浸润麻醉，不合作小儿，一般建议全身麻醉。

（2）圆针穿0号丝线，从紧贴下睑板下缘之下的穹隆结膜面进针，经下睑板下缘之下，至距睑缘2～3mm处皮肤面出针。再用圆针穿上缝线的另一端，水平位距第一次进针3～4mm处下穹隆结膜面进针，经下睑板下缘之下，至距睑缘2～3mm处皮肤面出针。按同样方法安置3对褥式缝线；3对缝线位置分别为下睑的内1/3、中1/3和外1/3处。内侧的1对缝线应在泪小点外2mm。

（3）缝线下垫小纱布卷或橡皮筋结扎。

（4）术后涂抗生素眼膏包扎，第7天拆除缝线。

2.条形皮肤轮匝肌切除术

（1）作3对褥式缝线，自下睑穹隆部进针，从皮肤面（距睑缘2～3mm）出针。

（2）缝线结扎于一条塑料管或细纱布卷上：

①距下睑缘2mm处，与睑缘平行标记皮肤切口线，在下睑中部，用一把镊子，一叶放于距睑缘2mm处，另一叶放于其下方，让患者闭眼，估计可切除多宽皮肤，刚好矫正睑内翻并做标记，使上下切口线连成一个新月形；

②结膜囊表面麻醉，下穹隆结膜下及下睑皮下浸润麻醉，不合作小儿全麻；

③沿新月形标记线切开皮肤，并除去此新月形条形皮肤；

④在皮肤切口下、睑板前，除去2～3mm宽的条形轮匝肌；

⑤用5/0丝线缝合皮肤创口带睑板下缘；

⑥术后涂抗生素眼膏包扎，第7天拆除缝线。

（二）退行性睑内翻矫正术

1.下睑轮匝肌增强术

（1）结膜囊表面麻醉，下穹隆结膜下及下睑皮下浸润麻醉。

（2）距下睑缘2mm做一条与睑缘平行的皮肤切口。

（3）自皮肤切口之下，游离出一条5mm左右宽的轮匝肌。

（4）将游离出的轮匝肌自中部截断，将两断端重叠5mm左右，并用丝线予以缝合。将缝线穿经睑板下缘以后再予以结扎。

（5）用5/0丝线结节缝合皮肤创口。

（6）术后涂抗生素眼膏包扎，第7天拆除缝线。

2.外眦部切开、水平眼睑缩短术

（1）结膜囊表面麻醉，外眦部及下穹隆结膜下浸润麻醉，外眦部及下睑皮下浸润麻醉。

（2）于下睑外眦部，向着颞下方向，沿着上睑弧度的延伸线，全层剪开眼睑，约1.5mm长。

（3）将下睑向颞上方牵引，以估计下睑能紧密接触眼球时所应切除的组织量。

（4）按测算结果切除全层三角形下睑组织，三角形的底向着睑缘。

（5）在下睑睑板切缘处安置1对褥式缝线，将褥式缝线穿过近眶缘处的外眦韧带及骨膜，拉紧缝线使下睑紧密接触眼球，然后结扎缝线。

（6）用5/0丝线间断缝合皮肤创口。

（7）术后轻度加压包扎，1周时拆除皮肤缝线。

3.皮肤轮匝肌切除联合下睑缩肌前徙术

用于矫正下睑垂直向松弛的老年性退行性下睑内翻。

（1）麻醉前用画线笔根据皮肤切除量画出2条线，在下睑缘睫毛根部下方2mm处，从泪小点颞侧直至外眦角后画线标记第一条切口；无牙镊夹起睑缘皮肤，确定拟去除松弛皮肤距离，以睑缘复位无内翻为度，画线标记第二条切口。

（2）睑缘局部2%利多卡因2~4ml（含1：100000肾上腺素）浸润麻醉。

（3）距下睑缘2mm做皮肤切口，并切除画线内的皮肤。

（4）切除睑板前部分轮匝肌后，分离至眶隔前，轻压眼球使眶脂肪突出以充分暴露眶隔，切开眶隔，直至脂肪向前膨出，内侧外侧分别切断眶隔使其与下睑缩肌游离。

（5）睑板下缘3mm处以无牙镊夹起下睑缩肌，用剪刀或高温电灼器小心将其与结膜分离，切除数毫米下睑缩肌，将其边缘上提至睑板下缘，以6-0可吸收线将下睑缩肌缝于睑板下缘。

（6）以7-0尼龙线连续缝合皮肤切口。

（7）术后抗生素眼膏包扎术眼，术后1周拆除皮肤缝线。

（三）瘢痕性睑内翻矫正术

1.睑板部分切断术

适于睑板肥厚、变形不甚严重的瘢痕性睑内翻，上下睑均可应用。

（1）结膜囊表面麻醉，穹隆结膜下及眼睑皮下浸润麻醉。

（2）用眼睑拉钩翻转眼睑，沿睑板下沟处做一个与睑缘平行的从内眦到外眦的睑板切口，直至切断睑板，暴露眼轮匝肌。

（3）用带4-0丝线的双针从距切口后缘1mm的睑结膜面进针，穿过睑板前轮匝肌，从距睑缘前唇1~2mm处肤面出针，同一根线的另一针在第一针旁2mm处以同样方式穿出皮肤，完成1对缝线。

（4）在眼睑中央、中内、中外1/3交界处共做3对缝线，垫以小棉卷后（或塑料管）结扎缝线，使睑缘轻度外翻。

（5）涂抗生素眼膏包扎，第7天拆除缝线。如过矫可提前拆线。

2.灰线切开睑缘充填术

该手术尤其适用于内翻程度在整个睑缘不一致的病例，以及已行其他内翻手术仍残存部分内翻者，可与其他瘢痕性睑内翻矫正术同时施行，也可单独施行。置入物一般为保存的角膜、巩膜、阔筋膜、切下的睑板等。植入后可使该处睑缘略显肥厚，使内卷的睫毛离开眼球表面。

（1）结膜囊表面麻醉，穹隆结膜下及眼睑皮下浸润麻醉。

（2）距下睑缘2mm做皮肤切口，并切除画线内的皮肤。

（3）行睑板楔形切除，然后行内翻处的睑缘灰线切开，深约2mm。切口应超过残留内翻的两端，在内侧应距离泪点至少2mm。

（4）以Hötz术中切下的睑板组织，嵌入灰线切口，6-0可吸收线做连续缝合，缝线应穿过植入物的创口缘，将线头结扎在睑缘前唇，以免触及角膜及结膜，也可做间断缝合。也可取一条宽约1.5mm，长与灰线切口长度相等的植入物（异体巩膜），修剪成楔形充填于睑缘灰线。

（5）皮肤固定睑板缝合。

（6）涂抗生素眼膏包扎，7天左右拆除缝线。

3.睑板楔形切除术

适于40岁以上，睑内翻较严重，尤其伴有睑板肥厚或眼皮松垂者，多用于上睑。

（1）结膜囊表面麻醉，穹隆结膜下及眼睑皮下浸润麻醉。

（2）距睑缘3mm左右做与睑缘平行、长度相等的皮肤切口。

（3）眼睑皮肤松垂者可切除切口上方3～4mm宽的一条梭形皮肤。

（4）眼轮匝肌的收缩常可加重睑内翻，在切除梭形皮肤的同时，也可切除切口部位2～3mm宽的一条轮匝肌。

（5）暴露睑板，在距睑缘3mm处，用圆刃刀片，与睑板呈45°角向前切削睑板，切除接近睑板全长的一条三角形睑板组织。该三角形睑板组织的尖向结膜面，底向皮肤面。切削时不得伤及睫毛根部，不得穿通睑板，不得伤及提上睑肌腱膜的附着。

（6）用3/0丝线做固定缝线，缝针自切口下唇皮肤缘穿入，行经睑板切口上睑板组织，再由刚开始进针相对应切口上唇皮肤缘出针，两针间隔4～5mm，一般做3～5针固定缝线。打活结试扎固定缝线，如果有矫正不足，可以拆除固定缝线，重新安置时使缝线经过睑板的位置适当移高，以增强向上牵引睑缘的幅度，调整至睑内翻刚好被矫正为度，然后拆开活结，暂不结扎。

（7）用5/0丝线间断缝合固定缝线间的皮肤创口。

（8）拉紧并结扎固定缝线。

（9）涂抗生素眼膏，7天左右拆除缝线。

4.眼睑后板层加宽术

适于眼睑严重卷缩，闭合眼睑时上下睑缘不能接触的睑内翻，多用于上睑。

（1）结膜囊表面麻醉，穹隆结膜下及眼睑皮下浸润麻醉。

（2）在残存的睑板上做一水平切口，贯穿全睑板，且尽量将切口选择在距睑缘4mm处，以利于睑缘的固定。

（3）游离水平切口远端，即睑缘处的睑板断片，使睑缘外翻。

（4）游离水平切口近端，即近眶缘侧的睑板断片，后退提上睑肌，直至眼睑闭合时上下睑缘能正常接触为止。

（5）测量睑板创口大小，取一条同样大小睑板——结膜移植片或腭黏骨膜移植片，覆盖睑板创口。

（6）用6/0聚乙二醇酸缝线或其他可吸收缝线缝合移植片与近眶缘侧的睑板断片。缝线应埋藏在组织内，不得露出结膜表面。

（7）应用同样缝线以褥式缝合方法分别从移植片中部和移植片近睑缘处进针，穿过轮匝肌，从皮肤面出来，垫小棉纱卷或橡皮筋予以结扎。

（8）术后涂抗生素眼膏包扎。1周左右拆除皮肤缝线。

（四）伴下睑退缩的下睑内翻倒睫矫正术

1.适应证

合并下睑退缩且下睑缩肌力量过强。

2.手术步骤

（1）麻醉：结膜及下睑皮下浸润麻醉。

（2）距下睑睑毛下1.5mm处平行切开全长下睑皮肤，暴露睑板，沿睑板表面分离轮匝肌至睑板下缘5mm以下。

（3）在睑板下缘处沿睑板全长水平切断下睑缩肌与睑板肌复合体，分离该复合体与穹隆结膜，边分离边观察致下睑缘恢复到正常高度和位置。

（4）在睑板下缘与复合体之间填充异体巩膜材料，用8/0可吸收线将巩膜条与其下方的复合体，其上方的下睑板下缘缝合。

（5）整复轮匝肌，皮肤创口5/0丝线结节缝合并带上下睑板下缘。

（6）加压包扎1~4天，局部冷敷2天，7天拆除皮肤缝线。

（五）倒睫及乱睫

倒睫是一种获得性的睫毛生长方向错乱，表现为睫毛生长方向指向球结膜与角膜并产生刺激症状。倒睫不一定有睑内翻，而睑内翻必然有倒睫。用于治疗倒睫的方法通常取决于乱生睫毛的分布方式（节段性或弥散性）和受累眼睑后层的情况。如果合并有眼睑内翻，倒睫的治疗首先应该是矫正睑内翻。

1.机械性拔除

在裂隙灯下用镊子拔除乱生睫毛是治疗倒睫的先行方法。由于睫毛的再生周期是3~4周，此方法只是暂时缓解刺激症状，并非为有效的治疗方法。重新长出的短睫毛较成熟的长睫毛对角膜的机械性刺激作用更强。

2.电解法

标准电解法目前仍用于治疗倒睫，然而这种方法不仅复发率很高，而且会损伤邻近的正常睫毛，并会导致周围睑缘组织的瘢痕形成而使病情更加复杂。

3.冷冻疗法

氧化氮探针可以用于治疗节段性的倒睫。冷冻疗法是只需要局部浸润麻醉的门诊手术，其方法是将倒睫区域冷冻大概20秒后解冻，再冷冻20秒（双冷冻-解冻技术），就可以使用镊子机械拔除乱生睫毛了。冷冻疗法的缺点有持续数日的眼睑水肿，皮肤色素的缺失，睑缘小凹形成以及杯状细胞功能的破坏。

4.射频消融法

高频射频针头可以对每根倒睫的睫毛进行治疗。将部分绝缘的射频针顺睫毛体插入睫毛根部，然后在切割模式下以较低的能量放射高频信号，持续大约1秒，即可以彻底破坏睫毛囊。当针头拔除时，被破坏的睫毛应该附着在针头上。单次治疗成功率为60%左右，通常需要进行重复治疗。

此种方法是目前治疗单纯倒睫较为有效的方法，采用部分绝缘射频针可以只破坏睫毛根部，而不似电解方法产生睑板的大范围破坏。

5.手术治疗

全厚切除倒睫处的部分睑缘可以用于治疗局限于眼睑某一节段的倒睫。当同时合并睑内翻时，治疗取决于睑内翻的性质及程度。

6."Z"瓣睫毛移位法

仅适用于眼睑局限性倒睫者。

手术步骤：以眼睑局限性倒睫为例，在相应的睑缘上方设计一个"Z"形皮瓣，"Z"皮瓣的尖角应与唇间切口相连，于睑缘灰线做切口，长度应略长于内翻范围1mm，并沿画线切开皮肤，向上剥离做成前后两叶。分离切口间皮肤，做成两个小的舌状皮瓣，皮瓣要有足够厚度，将睫毛毛囊包括在内。皮瓣宽度2～3mm。两皮瓣互换位置，将带有睫毛的皮瓣移向上方。缝合时用6-0丝线先固定两个皮瓣的尖角，再缝合各创缘。

二、睑外翻矫正术

（一）更年性睑外翻矫正术

1.水平眼睑缩短和眼睑成形术

（1）原则：以眼睑成形术外侧三角形皮瓣形式切除过剩皮肤，并在该皮瓣下缩短眼睑。

（2）适应证：有过剩皮肤的广泛水平眼睑松弛。

（3）方法

①在睫毛下1～2mm，从下泪点到外眦作睫毛下切口，然后在外侧沿皮肤折痕向下做约8mm切口。

②潜行分离该皮瓣与轮匝肌。

③进行已在水平眼睑缩短术中所描述过的操作。切开完整的睑缘，自皮瓣下除去眼睑组织的五边形剩余部分。

④修复五边形眼睑缺损。

⑤铺平眼睑成形皮瓣，将其横过已重建的眼睑，以切除基底向上的外侧三角形皮肤方式除去过剩皮肤。

⑥用连续6/0尼龙缝线缝合睫毛下创口，用间断缝线缝合外侧皮肤折痕创口。

2."懒T"字形切除术（Lazy-T）

（1）原则：缩短内侧眼睑，矫正过度的水平眼睑松弛。合并睑板结膜菱形切除术以内翻下泪点。

（2）适应证：有水平眼睑松弛，而内眦韧带无明显受累的内侧睑外翻。

（3）方法

①在下泪点外约4mm处做一贯穿睑缘切口。

②重叠两边切口缘，自切口外侧切除一全层眼睑五边形。

③在下泪小管放一根探针，像前面描述过的一样，切除一菱形睑结膜。安置

内翻缝线但不结扎。

④修复水平眼睑缺损，然后在垫枕上结扎内翻缝线。

3.内眦韧带折襞术

（1）原则：用埋藏的非吸收性缝线，将下睑板内侧端缝于内眦韧带主要部分上，以此缩短内眦韧带的泪小管部分。

（2）适应证：过度的内眦韧带松弛。这一点可用自外侧牵拉眼睑，观察泪点移动多远来进行估计。严重病例，泪点可被牵拉到瞳孔之下。这种病例，如果做水平眼睑缩短，而不折襞内眦韧带，则整容效果很差。该折襞术可合并其他手术一起做，例如睑结膜菱形切除术，Quickert睑内翻修复术等。

（3）方法

①在下泪小管下做一个皮肤切口。

②暴露睑板内侧端。

③暴露内眦韧带附着处和其下缘。

④安置5/0尼龙线或类似的非吸收性缝线，缝线自下泪点下的睑板到内眦韧带，且尽力保持着向后、向上方向。

⑤紧紧结扎缝线，以克服过度松弛，但不能过紧，以致使下泪小管向上隆起。

⑥关闭皮肤创口，5天后拆除皮肤缝线。

（二）瘢痕性睑外翻矫正术

1.Z成形术

适于垂直条状瘢痕牵引睑缘所引起的轻度睑外翻。

典型的Z成形术是由一条纵轴和两条臂组成。两臂从纵轴两端向相反方向伸出，且互相平行。臂与纵轴等长，臂与轴夹角在30°～76°，Z成形术所获得的延长度是由Z之纵轴长度和臂与纵轴夹角来决定的。在一定的角度下，纵轴越长，所获得的延长度越长。其计算公式是：过纵轴中线的垂线与两臂相交点的长度减去纵轴的长度，即为术后所获得的延长距离。臂与纵轴夹角与术后所获得的延长距离成正比。当其角度分别为30°、45°、60°时，延长距离分别为25%、50%和75%，理论上角度为76°时，延长率为100%，但临床上以60°～70°最为常用，角度在76°以上时，三角形皮瓣的交换实际上是不可能的，如果瘢痕累及睑缘，应首先将其切除，并在Z成形术前将其缺损修复。Z成形术的主轴线一般应与睑缘垂直，但特殊情况下，主轴线也可呈斜形走向，并且两臂可以不等。

2.V–Y成形术（V–Y Plasty）

适于下睑中央部轻度外翻而无广泛瘢痕的病例。在错位的组织处作V形切开，待切口边缘邻近组织潜行分离以后，与V形切口的尖端处先行拉拢缝线，上推V形组织瓣，使成Y形。应该特别注意以下方面。

（1）术中尽可能切除瘢痕组织。

（2）切口两边应做充分游离，以减轻皮瓣缝合时的张力。

（3）应取坐位估计矫正状态。

（4）创口缝合时应带上皮下组织，以不使皮下遗留死腔。

3.皮肤替换术

（1）适于多数瘢痕性睑外翻，其手术原则如下：

①切除瘢痕组织，松解对皮肤的牵引；

②以游离皮肤移植片修复缺损区，恢复眼睑的解剖完整性；

③睑缘松弛者需做眼睑缩短，以恢复眼睑的功能；

④手术结束时需做暂时性睑缘缝合，以利于皮肤移植片的成活和防止其收缩性。

（2）其操作步骤如下。

①结膜囊表面麻醉，穹隆结膜下及手术区皮下浸润麻醉。

②距睑缘3~4mm，平行睑缘切开眼睑全长的皮肤及肌肉。边分离皮肤边切除和松解切口上下瘢痕组织及牵引条索，一直到眼睑能完全闭合为止。止血并清除残存瘢痕组织，尽量使创面平整。

③如果睑缘松弛，应该用尖刀片劈开眼睑全长的灰白线，外层为皮肤肌肉，内层为睑板结膜。用两把镊子试着折叠睑缘，看缩短多少可以使睑缘恢复正常张力。然后内层截除一个尖向穹隆的三角形睑板结膜组织，外层截除一块方形皮肤肌肉组织，内外两处截除组织的部位应该错开。用5/0丝线分别缝合截除组织以后的内层和外层创口，睑缘灰线劈开创口，也用5/0丝线予以缝合。

④在角膜缘外两边各做一对睑缘褥式缝合，缝线在健侧眼睑皮肤上垫小棉纱卷或橡皮筋结扎。

⑤以消毒纸铺于皮肤缺损创面上取样。

⑥将样纸周边放大1/3，于已准备好的耳后或锁骨下皮肤处取中厚皮肤移植片。供区处创口周边皮肤潜行分离以后予以缝合包扎。

⑦除去移植片上残存的脂肪、皮脂腺等组织，铺于一消毒小木板上，用大头针刺许多小孔，然后移到眼睑皮肤缺损创面上，修整移植片，使其与创面完全对合。

⑧盖6～8层干纱布，加压包扎。

⑨术后第4天第1次换药，术后1周拆除移植片及睑缘处缝线，术后2周拆除暂时性睑缘缝合处缝线。

4.旋转皮瓣术

一般是将上睑皮瓣旋转至下睑，或是将颞部皮瓣旋转至下睑或上睑，以修补眼睑皮肤缺损。皮瓣从缺损边缘的一侧按顺时针或逆时针方向导入缺损区。它具有操作方便，成活率高，皮瓣质地与缺损处皮肤完全一样，术后皮肤收缩性好，美容效果好。只要条件允许，应尽可能优先选用。

（1）应用旋转皮瓣时应注意以下几点：

①皮瓣剥离平面应位于皮下脂肪层；

②面部血管丰富，因此皮瓣蒂部与皮瓣长度之比可放宽至1∶5；

③皮瓣旋转角度以不超过90°为宜；

④上睑皮瓣不超过1cm宽，颞部皮瓣不超过2cm宽；

⑤皮瓣切取处缺损，经边缘松解后可直接予以缝合；

⑥颞部皮瓣旋转至下睑或上睑，可以将蒂潜伏于皮下，这样可以减少切口长度，更有利于美容；

⑦皮瓣旋转处有时出现"猫耳朵"样赘皮，应注意仔细修整缝合。

（2）操作步骤如下：

①分别标记眼睑缺损轮廓和旋转皮瓣切取处下界；

②皮下浸润麻醉；

③切除眼睑皮肤瘢痕，切断牵引条索，松解皮肤，直至瘢痕和肉芽组织全部清除，眼睑能完全自由闭合为止；

④于角膜缘处做两针上下睑缘间临时缝线；

⑤取消毒纸做眼睑缺损处印模；

⑥将印模对好旋转皮瓣切取处已标记好的下界，切取旋转皮瓣；

⑦松解旋转皮瓣切取处切口边缘，用3/0丝线予以结节缝合；

⑧将旋转皮瓣旋转至眼睑缺损处，覆盖于缺损面，对合并修整好边缘，如果是颞部旋转皮瓣，可以将蒂潜伏于皮下，此时应刮除蒂部皮肤的上皮层；

⑨用5/0丝线结节缝合旋转皮瓣与眼睑缺损处创缘；

⑩垫干纱布，轻度加压包扎。7天左右拆除缝线。

（三）麻痹性睑外翻矫正术

为第7颅神经麻痹而致。患者眼睑不能正常闭合，但检查未发现瘢痕性改变。

1.内眦成形术

（1）原则：将内眦到泪点处上下眼睑缝合在一起，以减少由于眼睑缩肌无对抗作用而造成的内眦处眼睑间增大的垂直距离，使泪点贴近泪膜。

（2）适应证：麻痹性内侧睑外翻。

（3）方法

①在上下泪小管内各插入一个探针；

②劈开内眦到泪点处上下睑睑缘至探针前止；

③自上下睑劈开的联结处向内上做5mm长切口，自该切口内端另做一短的向下切口；

④潜行分离和反转皮瓣；

⑤用6/0聚乙二醇酸缝线在下泪点下方及上泪点上方做深部水平缝合，结扎该线时，两泪小管即接近，依据眼睑缝合所需长度，可增加第二根缝线；

⑥推进少量下部皮瓣以覆盖已埋藏的缝线3，切除过剩皮肤，缝合皮瓣。

2.内眦成形和外眦悬吊术

（1）原则：内眦成形术可减少内眦处垂直方向眼睑间距离，矫正内侧睑外翻；外眦悬吊术则矫正过度的水平方向眼睑松弛、缩短眼睑，提升外眦。切断外眦韧带下支，缩短眼睑和在睑板外制造新的外眦韧带，让该韧带通过外眦韧带完整上支上的纽扣样孔，在较高处缝于外侧眶缘上，术后使眼睑紧贴眼球。提升的外眦可利用重力改善泪液引流。

（2）适应证：有广泛眼睑松弛的麻痹性睑外翻。

（3）方法：

①依前面所述，做内眦成形术；

②在外眦做水平皮肤切口；

③切断外眦韧带下支，让上支保持完整。

④利用切除皮肤、轮匝肌、睫毛和睑结膜，自睑板外侧部分制造新的韧带，依据眼睑松弛情况，尽可能使新的外眦保持于计划位置。

⑤用尖剪在外眦韧带完整上支上做一纽扣样孔，牵拉新制造的下部外眦韧带通过纽扣样孔。

⑥经原切口暴露外侧眶缘骨膜，用5/0非吸收性缝线将新"韧带"缝到骨膜上。注意：a.应绷紧眼睑以矫正水平眼睑松弛；b.骨膜固定应在外侧眶缘足够高处，以便患者直立时，泪液可借重力向泪点引流；c.外眦韧带完整的上支可使下睑术后保持于紧贴眼球位。

⑦关闭皮肤切口，埋藏骨膜固定缝线。

筋膜悬吊术是治疗麻痹性睑外翻的内眦成形术和外眦悬吊术的一种替换性手术。如果患者以前做过外侧眼睑缝合术且无外眦韧带时，它特别有用。

三、上睑下垂矫正术

（一）概述

1.诊断

双眼平视时，上睑缘一般遮盖角膜上部1～2mm。如果双眼平视，上睑缘遮盖角膜上部2mm以上即为上睑下垂。

2.分类

（1）先天性上睑下垂：如果出生时即存在上睑下垂，则为先天性上睑下垂。它多数是由于提上睑肌营养不良所致的，所以亦可称为营养不良性上睑下垂。也有非营养不良性上睑下垂，它是由于腱膜缺陷或神经麻痹所致的。先天性上睑下垂有2种：

①单纯性上睑下垂：仅表现为一眼或双眼上睑下垂。

②睑裂狭小综合征：上睑下垂，同时伴内眦赘皮、小睑裂。一般双眼患病。

（2）提上睑肌腱膜离断：该种上睑下垂也有极少数是先天性的，但多数是获得性的，为提上睑肌变薄或部分离断所致。有以下特征：

①向前向下注视时表现为上睑下垂；

②提上睑肌功能正常；

③当提上睑肌腱膜呈离断型缺陷时，则皮肤折痕高，且伴有较深上睑沟；

④常有外伤史，眼部手术史，眼睑水肿病史，戴接触镜病史，眼轮匝肌痉挛病史或发生于年龄较大患者。

（3）神经麻痹性上睑下垂

①动眼神经麻痹：除上睑下垂外，还有眼球运动障碍，有时有复视。其麻痹程度个体差异很大。当上直肌也麻痹时，手术治疗难度较大。首先可以用水平肌手术以矫正垂直斜视，如果需要，也可将上斜肌转位于邻近的内直肌附着处，使眼睛保持轻度内转位，然后再依据提上睑肌功能和Bell现象矫正上睑下垂，矫正量宜保守，以上睑缘提升到瞳孔上缘为度。

②交感神经麻痹：临床表现为Horner综合征。即：a.上睑轻度下垂；b.下睑板肌受累，致使眼轮匝肌力量表现相对较强，使下睑位置呈现出较一般状态下略高而形成小睑裂；c.眶内平滑肌麻痹致眼球后陷；d.瞳孔扩大肌麻痹致瞳孔缩小。一般可用Müller肌切除术进行矫正。

（4）肌源性上睑下垂

①进行性眼外肌麻痹：除提上睑肌受累外，眼外肌也不同程度受累。

②重症肌无力：该类患者有以下特征。a.朝夕试验阳性：即晨起眼睛睁得大些，近黄昏则睑裂逐渐变窄。b.启闭试验阳性：即令其连续瞬目，则睑裂愈来愈窄。c.新斯的明试验阳性：即皮下或肌内注射新斯的明0.5mg，15~30分钟眼睑可以提起的即为阳性。

肌源性睑下垂可以试用在眼镜框架上安装上睑支撑物来代替手术。如果患者坚持要求手术，因为存在着术后角膜暴露的危险，所以手术矫正量宜小，以露出瞳孔为宜。

（5）重力性睑下垂：由于眼睑本身病变，使其重量增加，超过了提上睑肌所能胜任的负荷，引起上睑下垂，如肿瘤，尤其是浆细胞瘤所导致者多见。一般先治疗原发病，然后根据情况是否需做睑下垂矫正术。

（6）假性上睑下垂：义眼台陷没或上睑皮肤松弛时，患者看上去像是上睑下垂，其治疗取决于具体情况，前者宜更换义眼台，后者宜做眼睑成形术。

（7）癔症性上睑下垂：无特殊阳性体征，一般通过暗示可使眼睑提升到正常位置。

3.术前检查

（1）睑下垂程度：睑下垂程度的判断常用以下2种方法。

①测量睑裂高度：单侧上睑下垂者，双眼睁开平视前方，分别测量每眼的睑裂垂直距离。自正常眼睑裂垂直距离减去下垂眼睑裂垂直距离即为下垂程度，一般以毫米表示。双侧上睑下垂者，以正常睑裂高度（10mm）与实际测量睑裂高度之差表示下垂程度。应用睑裂高度来决定下垂程度的先决条件是：作为基线的下睑必须处于正常水平。

②MRD1法：此即原在位注视时睑缘—角膜反光点间距离。患者向正前方注视，检查者持一电筒，置于与患者眼相同水平处照射患者眼，观察角膜反光点到上睑缘中央部位间距离。如果上睑遮盖住角膜反光点则抬起眼睑，直至看到角膜反光点为止，并以负毫米数记眼睑需要抬高的毫米数。单侧病例上睑下垂量，即正常眼MRD1减下垂眼MRD1的差。双眼病例即正常情况下MRD1数值（4.5mm）减下垂眼MRD1数值的差。

（2）提上睑肌功能：提上睑肌功能常用以下2法评估。

①上睑最大移动距离：检查者用手压住患眼眉部，摒去额肌收缩时所产生的提睑作用，先让患者尽量往下看，测量睑裂高度，再令患者尽量往上看，测量睑裂高度。二者之差即为上睑最大移动距离。正常情况下可达15mm左右。

②MLD法：即上睑缘—下角膜缘间距离。嘱患者向上注视，测量6时处角膜缘到上睑缘中央部距离。单侧病例，正常侧和异常侧MLD的差即为提上睑肌功能的差。双侧病例，正常情况下MLD数值（9mm）减去下垂眼MLD数的差即为提上睑肌功能的差。

（3）向下注视时眼睑位置

①向下注视时眼睑迟滞，即表示提上睑肌营养不良，因为营养不良的肌肉既不能适当松弛，亦不能适当收缩。

②有较好的提上睑肌功能，但向下注视时上睑下垂，提示提上睑肌腱膜缺陷。

（4）上睑皮肤折痕

①手术切口一般选择在皮肤折痕处，且注意左右一致，以期获得对称性效果。

②上睑皮肤折痕高，并伴较深上睑沟者，提示可能为离断型提上睑肌腱膜缺陷。

（5）Bell现象：正常情况下，眼睑闭合时，眼球上转，此即Bell现象。如果眼睑闭合时，眼球不能上转，则睑下垂矫正以后，存在着角膜暴露的危险。Bell现象直接影响着上睑下垂手术的选择和手术量的多少。

（6）有无下颌—瞬目综合征：此种患者静止时，一侧眼睑下垂，咀嚼、张口或下颌朝向对侧运动时，则下垂眼睑突然上提，且常常超过伴眼睑裂高度，此种现象随着年龄的增长而逐渐减轻，手术时机以14岁左右为宜。

（7）有无眼位偏斜：有些上睑下垂患者伴有眼位偏斜，原则上应先矫正眼位，再矫正上睑下垂。

（8）泪液分泌功能：干眼症患者行上睑下垂手术应慎重，泪液分泌不良时睑下垂矫正幅度不宜过大。

（9）视力：完全性上睑下垂可造成剥夺性弱视，应尽早手术。

4.手术时机

（1）先天性上睑下垂

①如果未遮盖瞳孔，不影响视觉发育者，可以等其长大到能接受局麻时手术。

②如果已遮盖一部分或全部瞳孔，为预防弱视的发生，可在1~2岁时手术。

③可先用简单的硅胶条额肌悬吊术，待长大后再做提上睑肌手术。

（2）睑裂狭小综合征：1~2岁时手术，原则上先做内眦赘皮矫正，再做上睑下垂矫正，也可内眦赘皮和上睑下垂一起矫正。

（3）获得性上睑下垂：应先以病因治疗为主，半年以后病情稳定再考虑手术治疗。

5.手术种类

矫正上睑下垂的手术很多，大体上分为3类。

（1）提上睑肌复合体手术：这是一种既合乎生理功能，术后也较美观的手术，只要提上睑肌不是完全麻痹，均应先试行该手术。

提上睑肌复合体包括提上睑肌、提上睑肌腱膜和Müller肌。常用者有3种，即：

①前径提上睑肌徙前、缩短、反折悬吊术；

②提上睑肌腱膜缺陷修复术；

③Müller肌截除术。

（2）上睑缚于额肌的手术，即额肌悬吊术：提上睑肌完全麻痹时，将眼睑与额肌相连，借助额肌的收缩以提起眼睑。常用者有3种，即：

①眼轮匝肌转位术；

②额肌肌膜瓣下移术；

③硅胶条悬吊术。

（3）穹隆悬韧带（提上睑肌与上直肌联合筋膜鞘CFS）前徙术。

6.手术方法的选择

手术方法的选择主要依据以下情况。

（1）上睑下垂程度和提上睑肌功能：完全性上睑下垂，或提上睑肌功能在4mm以下，多数学者主张悬吊术。但实际上变数很多，术中有时发现提上睑肌功能不良是与周围组织粘连有关，将其松解以后，功能明显好转，所以多数情况下，术式是术中根据具体情况决定的。

（2）手术是否最合乎生理功能，最易为机体耐受：提上睑肌复合体的手术符合上述要求，应该为手术首选。悬吊术中如果眼轮匝肌未被破坏，应首选眼轮匝肌转位术，因其最易为机体耐受。

（3）患者的年龄和合作程度：特别小的孩子，可以先考虑硅胶条悬吊，露出瞳孔，有利于视觉发育。长大以后再做提上睑肌复合体手术。

（二）前径提上睑肌三阶手术（徙前、缩短、反向悬吊）

1.手术量的估计

（1）4：1计算法：原则上提上睑肌徙前或缩短4mm，可以矫正1mm上睑下垂。但是各人提上睑肌的发育程度不同，术中必须根据提上睑肌功能和睑下垂量进行适当调整，如表6-1所示。

表6-1 提上睑肌徙前/缩短量

睑下垂量（mm）	提上睑肌功能		
	>11mm	（10±1）mm	<9mm
4	3.5：1	4：1	4.5：1
3	（3.5+0.5）：1	（4+1）：1	（4.5+1）：1
2	（3.5+1）：1	（4+2）：1	（4.5+2）：1

（2）术中观察法：单眼患者；以睑裂与对侧等大为度；双眼患者；以使上睑位于角膜上缘为宜。术毕闭眼时，睑闭合不全不应超过4~5mm。

2.前径提上睑肌徙前术

（1）适应证：上睑下垂1~2mm，提上睑肌肌力大于8mm。

（2）操作步骤

①与受累侧对比，标记眼睑皮肤折痕线，以此作为切口线，并用3%碘酊予以固定。

②结膜囊表面麻醉。

③在上穹隆结膜下和上睑皮下进行浸润麻醉。

④按标记切开皮肤、皮下组织和轮匝肌，暴露睑板和眶隔。

⑤在皮肤切口下切除一条与切口等长的2~3mm宽的轮匝肌。

⑥辨别眶隔并予以剪开：A.它附着于眶缘，尽力牵拉它时，可感觉到眶隔犹如轮匝肌下一条绷紧的带子一样；B.眶隔后面为眶脂肪，尤其在下睑加压时，眶脂肪突出更加明显。向前牵拉切口上缘皮肤，切口内可见一条沟状凹陷，于此处用剪刀剪开眶隔，眶脂肪脱出，脂肪下即为提上睑肌腱膜。如果眶脂肪脱出，可适当予以切除。

⑦沿提上睑肌腱膜向上分离上部悬韧带和提上睑肌。

⑧上部悬韧带下，相当于睑板上缘12~14mm处横行截断提上睑肌，提上睑肌游离端以3/0丝线安置牵引缝线。

⑨充分游离提上睑肌前后面并剪断内外侧角，内外侧角间提上睑肌宽度不小于20mm。剪内侧角时避免损伤滑车，剪外侧角时避免损伤泪腺。

⑩用3/0丝线以褥式缝合方式将提上睑肌游离端中央部固定于睑板前表面上1/3与中1/3交界处的中间部位，缝线穿经至少1/2厚度睑板，以防滑脱。缝线拉紧

打活结，让患者双眼睁开平视，观察上睑高度，如过矫或欠矫，可通过调整缝线穿经提上睑肌游离端部位进行补偿，直至满意为止。以同样方法在提上睑肌游离端外侧和内侧与睑板前表面上1/3与中1/3交界处的外侧和内侧部位各安置1对褥式缝线，先打活结，观察眼睑弧度，不满意时可进行调整，直至弧度满意为止，分别结扎3对褥式缝线。

⑪用3/0丝线穿经提上睑肌游离端间断缝合皮肤切口3~5针，以形成皮肤折痕，其余创口以5/0丝线予以结节缝合。

⑫涂抗生素眼膏，加压包扎2天改为用敷料遮盖患眼，7天后拆除皮肤缝线。

3.前径提上睑肌徙前合并缩短术。

（1）适应证：上睑下垂3~4mm，提上睑肌肌力4~8mm。

（2）操作步骤

用测量尺量出所需截除的提上睑肌量，手术量＝提上睑肌徙前+提上睑肌截除量。

4.前径提上睑肌缩短合并反向悬吊术

（1）适应证：上睑下垂4mm以上，提上睑肌肌力小于4mm。

（2）操作步骤。

①提上睑肌（包括腱膜）最大缩短量不得大于25mm。我们一般控制在18~22mm。如果计划缩短22mm，则将计划缩短处提上睑肌以上述。对褥式缝线固定于睑板前表面上1/3与中1/3交界处。

②在睑板上固定以后游离的提上睑肌不予剪断，而是将肌束分为两半，通过轮匝肌下，反向悬吊缚于额肌上，调整上睑至合适的高度后予以结扎。

5.术后并发症的预防及处理

（1）欠矫

①发生欠矫的原因有：a.手术选择不当，例如提上睑肌功能极差而选择了提上睑肌缩短术，未作悬吊；b.手术操作失误，提上睑肌手术时，提上睑肌未充分游离，或有部分肌纤维丢失；c.提上睑肌—睑板间固定缝线脱落。

②欠矫者第一次手术后3~6个月后可再次手术。

（2）过矫

①发生过矫的原因有：a.手术量过大，例如提上睑肌缩短量过多；b.Bell现

象缺乏，而按Bell现象正常情况做了矫正术。

②过矫的处理：a.术后4～6周眼睑一定程度闭合不全属于恢复过程中的正常现象，应嘱患者临睡前涂眼膏保护角膜，并密切观察角膜荧光素染色情况，如果眼睑闭合时角膜能完全覆盖，无角膜受损情况，仅部分结膜暴露，完全可以让其慢慢恢复，不必急于手术干涉。b.4～6周后可以用手按摩上睑，有时可使瘢痕软化，缓解睑闭合不全。c.术后1～2周内发现过矫可以在上睑缘中央部皮下注入少量局麻醉药，用0号或1号丝线试做一对搏式缝线，将上睑向下牵引，缝线固定于颊部一周后拆除。d.4～6周后过矫仍存在，或角膜表面荧光素染色阳性，可以进行手术松解。于上睑缘中央部安置牵引缝线后翻转上睑，在睑板上缘结膜下注射局麻药后于中部做1cm左右贯穿结膜和提上睑肌切口，逐渐加深切口或以斜视钩向两侧牵拉切口，直到眼睑下降到所需高度，操纵时注意勿穿透皮肤。然后缝合结膜创口。将上睑牵引缝线向下牵拉固定于颊部，2～3天松开观察上睑位置是否恢复正常，根据矫正情况灵活掌握牵引缝线拆除时间。

（3）睑内翻：眼睑皮肤切口位置过高，使切口下唇的皮肤过宽，或者提上睑肌固定于睑板上缘较高位置均可导致睑内翻。将切口下唇皮肤切除一小条，并带上睑板上缘缝合皮肤创口即可矫正。

（4）睑外翻：眼睑皮肤切口位置过低，或皮肤切除量过多，或提上睑肌固定于睑板的较低位置均可导致睑外翻。可以先用按摩上睑的方法进行治疗，无效者打开创口，重新调整提上睑肌在睑板上的位置进行矫正。

（5）上睑局限性外形缺陷：

①切迹：提上睑肌固定于睑板时固定缝线的位置未合理安排好，或内外侧角未剪断所致。可打开创口，重新安置提上睑肌固定缝线或剪断侧角后重新缝合。

②蜂状隆起：可做局限性睑板切断予以矫正。

③下垂：固定缝线脱落或提上睑肌纤维失去张力所致。

轻者可切除下垂对应处距睑缘4mm以上部分睑板，然后予以缝合。重者可局部打开创口将提上睑肌与睑板固定缝合一针。

（6）泪腺脱垂：提上睑肌手术需打开眶隔，失去眶隔的保护，泪腺有时从泪腺窝往外移位，使眼睑外侧端隆起。手术时发现可在外侧上睑板上缘与相应处眶缘骨膜间做一对褥式缝线，将泪腺归位于泪腺窝。手术后发现则需打开创口也做上述处理即可。

（7）穹隆结膜脱垂：提上睑肌游离时，除去了其与结膜的网状联系，术后在两层组织尚未黏合前，若患者过早站立和活动过度，由于重力关系，极易发生结膜脱垂。

①手术操作中用5/0可吸收缝线，距睑板上缘12～14mm处，将穹隆结膜、提上睑肌腱膜和Müller肌上缘固定缝合于提上睑肌上，可有效预防术后结膜脱垂的发生。

②手术结束后或1周内发现结膜脱垂，可在穹隆部安置2～3对褥式缝线，缝线引到上睑皮肤面结扎。

③术后少量结膜脱垂也可以在表麻下用玻棒还纳，然后加压包扎眼部数日。

④4～6周后发现结膜脱垂，可在表麻下剪除脱垂的结膜，包扎该眼1天即可。

（三）前径提上睑肌腱膜缺陷修复术

1.适应证

（1）为年龄较大患者，或有眼睑外伤史者。

（2）有较好的提上睑肌功能，提上睑肌肌力正常，但向下注视时眼睑下垂。

（3）上睑皮肤折痕高，且伴有较深上睑沟。

2.操作步骤

虽然经皮肤或结膜径路均可以进行手术，但最常使用且最为方便的径路是经皮肤切口。下面介绍该法的具体步骤。

（1）与未受累侧对比，标记眼睑皮肤折痕。

（2）眼睑皮下注射局麻药1.5～2.0ml。

（3）依标记线切开皮肤，沿睑板前表面分离眼轮匝肌，其下至离睑缘2mm止，以保护睫毛跟部不受损害，其上至暴露眶隔止。

（4）打开眶隔，暴露腱膜前脂肪垫，其下即腱膜。

（5）分离并检查腱膜，有离断处，将离断的近端腱膜缝于睑板前表面上1/3与中1/3交界处部位，使眼睑固定于与健眼相同或略高的高度处。

（6）如果眼睑皮肤松弛，可自切口上侧缘剪除过剩皮肤。

（7）用3/0丝线结节缝合皮肤创口，缝线自切口下侧创缘进针，经提上睑肌腱膜游离端或睑板上缘，再从切口上侧创缘出针，结扎缝线后重新形成皮肤折痕。

（8）术后轻度加压包扎，7天左右拆线。

（四）Müller肌截除术

1.适应证

（1）轻度先天性上睑下垂。

（2）Horner综合征。

（3）无明显腱膜缺陷的更年性上睑下垂。

（4）上睑下垂矫正术后残余性下垂。

（5）某些获得性上睑下垂，如眼球摘除术后或白内障摘除术后的上睑下垂，

2.病例的选择

让患者仰卧，于患眼上穹隆部结膜面滴入5%～10%去氧肾上腺素溶液1～2滴。10～15分钟后让患者坐起，双眼平视，观察患眼上睑升高到正常水平，或接近、超过正常水平，及时用该手术治疗。估计手术量时基本上是以下垂1mm，截除2mm，术中增加1～2mm截除量为原则，以患侧眼睑高于对侧或健眼1～2mm作为手术时判断标准。

3.操作步骤

（1）结膜囊表面麻醉。

（2）上睑中央部睑缘处皮下注入少量局麻药，安置一针牵引缝线用眼睑拉钩翻转眼睑。

（3）在上睑板上缘结膜下注射局麻药0.5～1.0mL。针头斜面向上，进针仅及结膜下，让局麻药徐徐扩散，以分离结膜及其下组织。

（4）沿睑板上缘全长切开结膜，用尖头剪仔细分离穹隆部结膜与Müller肌间的紧密粘附，至睑板上缘15mm。

（5）在睑板上缘全长切断Müller肌，用湿棉签或虹膜恢复器钝性分离Müller肌与提上睑肌腱膜间的松散粘附，直至睑板上缘10～12mm处。

（6）依据术前估计，截除一定长度Müller肌。

（7）用3～4针褥式缝线将Müller肌近侧残端缝于睑板上缘处。

（8）连续缝合结膜创口，撤除眼睑拉钩，让眼睑复位。

（9）如果患眼上睑皮肤无折痕，则在结膜创口处做3～4针间断缝线，缝线经Müller肌，由计划形成折的皮肤面引出，于垫枕上结扎。

（10）术后轻度加压包扎，7天左右拆线，上睑下垂的矫正效果一般要到术后4～6周才能做出准确判断。

（五）结膜穹隆悬韧带（提上睑肌、上直肌联合筋膜鞘）前徙术

1.适应证

适用于中重度上睑下垂、复发性上睑下垂。

2.操作步骤

（1）沿术前标记的眼睑重睑线切开眼睑皮肤。

（2）切除皮肤切口下方2～3mm宽的一条眼轮匝肌，暴露出中上1/3睑板。

（3）打开眶隔，暴露出提上睑肌腱膜。

（4）在睑板上缘上4mm处平行睑缘切断提上睑肌复合体，即提上睑肌向前延伸的腱膜和Müller肌，注意保持结膜的完好性。

（5）在提上睑肌复合体与结膜间向上穹隆分离，在相当于上穹隆上2～3mm处，看到一片在灯光下呈由色反光的组织，此即提上睑肌复合体与上直肌两者间之隙间筋膜鞘。

（6）用3/0丝线将隙间筋膜鞘缝合于睑板中上1/3部位，先缝合中间一针，观察眼睑位置，调整缝线，至睁眼时与对侧健眼眼睑等高。如为双眼，则让上睑睑缘位于角膜上缘处即可。然后在其两侧各加缝一针，使其弧度自然。

（7）间断缝合眼睑皮肤创口，缝合时带上提上睑肌复合体断端。

（六）眼轮匝肌转位术

1.适应证

利用眼轮匝肌条将上睑缚于额肌上，适于先天性上睑下垂、麻痹性上睑下垂。

2.操作步骤

（1）与未受累侧对比标记眼睑皮肤折痕。

（2）结膜囊表面麻醉。

（3）眼睑皮下注射局麻药0.5~1.0ml。进针要浅，让皮肤与轮匝肌分离。

（4）上睑下置角膜保护板，沿标记线切开皮肤，暴露眼轮匝肌。

（5）分离眼轮匝肌表面皮肤，上至睑板上缘，下至睑缘上2mm。

（6）距睑缘3mm和9mm做两条平行的眼轮匝肌切口，形成6mm宽的肌瓣。肌瓣中央的6mm长度则上下两侧不做切口，底部不予剥离。两端肌瓣则从底部剥离，并在内外眦处剪断，使之游离。随之撤除角膜保护板。

（7）同侧眉弓部皮下及眉和眼睑皮下注射局麻药1.5~2.0ml。

（8）在肌瓣中央，连肌瓣睑板一起做一针悬吊缝线，缝线的两个线头分别从创口向上穿过眶隔及眉弓中央部额肌，于皮肤面引出，两线头间相距约3mm。

（9）于眉弓上内中1/3交界处和外中1/3交界处额肌收缩有力部位各做一条深达骨膜的3mm长切口，以双刃刀或剪刀经此切口，向着肌瓣中央方向刺入，穿过眶隔，直达眼睑创口。经此通道，将眼轮匝肌肌瓣两端分别引到眉弓上的切口处。

（10）拉紧中央悬吊缝线，使上睑缘位于角膜上缘处，下垫纱布条予以结扎。

（11）待眼轮匝肌肌瓣拉至适度后，将肌肉游离端的套圈式缝线穿经切口上下唇深层组织予以结扎。过剩肌瓣可予以剪除。

（12）间断缝合眼睑和眉弓处皮肤创口。

（13）术后轻度加压包扎，7天左右拆除皮肤创口缝线，中央部悬吊缝线可于2周左右拆除。

（七）额肌瓣下移合并提上睑肌腱膜固定术

1.适应证

（1）双眼重度先天性上睑下垂，提上睑肌功能在4mm以下者。

（2）额肌功能良好。

该术的不足之处是：①眼睑增加一层额肌肌膜瓣，故眼睑略增厚，单侧患者不适宜。②术后有轻度"睑停滞"现象。

2.操作步骤

（1）与未受累侧对比标记眼睑皮肤折痕，标记欲切取下移的额肌肌瓣范围

（即眉的中1/3，自眶上缘至眉上10mm处）。肌膜瓣鼻侧切口应标记在眶上切迹颞侧，以防损伤眶上神经及血管。肌膜瓣颞侧切口标记不应高于眉上10mm，以免损伤额肌的血管和神经。

（2）沿眼睑标记线切开皮肤，并切除切口下2~3mm宽的一条轮匝肌。

（3）在眼轮匝肌下，向上分离至眶缘，继之穿过眼轮匝肌，在眉部标记范围的皮下进行分离。

（4）在眶上缘处横行切断15mm宽额肌筋膜，按标记范围进行额肌与骨膜瓣的分离，依标记范围在其两侧向上纵行剪开额肌，使成一蒂在上面的（15×15）mm²肌瓣，此时宜按压眉额止血，以防血肿发生。

（5）在眼睑成形术切口处打开眶隔，暴露提上睑肌腱膜，有脂肪溢出时，可予以切除。将提上睑肌腱膜用3/0丝线试以褥式缝合方式固定于睑板前表面。增加此步骤，可以解决额肌瓣下移的两个弊端：①避免睑内翻和倒睫；②有效维持对额肌瓣的衬托，使其更加平整牵引眼睑。

（6）在肌瓣下端游离缘的内、中、外各安置一针双圈褥式缝线，并分别固定于睑板前表面的上1/3与中1/3交界处。先打活结，观察上睑上提的高度和弧度。如上睑上提过高，应将肌瓣两侧纵向切口延长，进一步分离肌瓣；如上睑上提不足，应调整缝线位置，直至上睑睑缘位于角膜上缘处方结扎缝线。

（7）结节缝合皮肤创口，术后加压包扎，7天左右拆线。

有些医师做此手术时，另在眉下缘做一条20mm长的第二个皮肤切口，通过此切口游离和切取额肌肌瓣，然后在眼轮匝肌下分离，将肌膜瓣引至眼睑处创口。此法的优点是容易操作，缺点是眉下缘留下一条线状创口痕迹。

（八）硅胶条悬吊术

1.适应证

（1）提上睑肌功能在4mm以下的上睑下垂。

（2）先天性上睑下垂，为防止弱视，需于2岁前手术，可将此作为先期手术的方法，待长大以后再做提上睑肌手术。

这种手术系将上睑通过组织或材料连于额肌上，借额肌的收缩以提高上睑。所使用的组织或材料有阔筋膜、硅胶条、缝线等。依据组织或材料在上睑和额肌间排列的形状来称呼该手术，可以是方形、双圆形等各种形状，其中以倒V

形操作最为简便，以五边形效果较为理想；下面以五边形硅胶条悬吊术为例，对手术过程加以说明。

2.操作步骤

（1）与未受累侧对比标记眼睑皮肤折痕处切口和眉上皮肤切口。眼睑皮肤折痕处平行睑缘切开。眉上皮肤切口选择额肌收缩有力处，内侧切口对着内眦与角膜内缘之间，中间切口对着瞳孔正中，外侧切口对着角膜外缘和外眦之间，各长3mm，两个切口中间上方5mm处切开约3mm。

（2）眼睑皮下、眉弓部皮下和眉与眼睑间皮下及结膜面注射局麻药1.5～2.0ml。

（3）沿标记线切开眼睑全长皮肤，并切除切口下2～3mm宽的一条轮匝肌，暴露睑板。

（4）沿标记线切开眉上写个皮肤切口，切口应深达额肌。

（5）取已经高压蒸汽消毒的视网膜脱离手术用的环扎条（硅橡胶制品）一根。

（6）用3/0丝线在眼睑内侧切口和眼睑外侧切口处睑板上1/3和中1/3交界部各安置一针穿经1/2睑板厚度的固定缝线，缝线套住环扎条，暂不结扎。用3/0丝线在眉上内侧、中间、外侧切口处各安置一针，穿经切口上下唇深层组织的固定缝线，缝线套着环扎条，结扎。

（7）调整好环扎条的张力是手术成功的关键之一。将硅胶条两端从额肌表面穿过至中间切口，用硅胶套管套住，调整环扎条，至上睑缘达角膜上缘，剪除多余硅胶条，将硅胶套管固定在额肌上。

（8）结节缝合眼睑及眉弓处皮肤创口。

（9）角膜上戴绷带镜。

（10）术后轻度加压包扎，7天左右拆除皮肤创口缝线。

四、内眦赘皮矫正术

内眦赘皮是内眼角前方的一种弧形的皮肤皱襞，凹面朝向内眦部，遮挡部分泪阜，偶见遮挡鼻侧部分视野，使有重睑的人只能形成"半双"而影响眼睛美观，内眦赘皮在东方民族中多见。

（1）内眦赘皮分为先天性和后天性两类。先天性内眦赘皮多为双侧，具有遗传特征，严重赘皮有的伴有上睑下垂、小睑裂等畸形。后天性内眦赘皮多由外伤引起，单侧多见，常伴有邻近组织的损伤，如泪小管或内眦韧带的损伤等。

（2）先天性内眦赘皮根据其走行分为以下各型：自上睑皱襞止于内眦角，上睑轮匝肌纤维跨越内眦韧带中部向下延伸形成睑型；起自上睑，向下延伸经内眦部至下睑，有时与鼻颊皱襞融合倒向型；起于下睑皮肤，向上移行于上睑内眦角，多伴有小睑裂和上睑下垂眉形；眉部开始向下止于内眦部皮肤（较少见）。

（3）治疗内眦赘皮以手术矫正为主，好的手术方法首先应该满足下面条件：①手术后留下的瘢痕少；②能够简单而充分地消除内眦赘皮。整体形状自然手术方法很多，以下一一来介绍。

（一）皮肤—肌肉双层成形术矫正内眦赘皮手术技巧

（1）标记手术切口：用记号笔和直尺依次标定欲切除三角形皮肤的范围。

①B点：定在瞳孔中央与鼻梁中线间水平连线中点的稍下处。此即为手术后新内眦内侧点。

②A点：重睑线在内眦边缘消失处与睑缘的交点。

③C点：内眦赘皮与下睑的交点。

④A/ABC：连接上述三点成为三角形ABC，BC边实为赘皮蹼外缘。

⑤O点：由B点向着瞳孔下缘画水平线，该线与内眦赘皮蹼状缘的交点即为O点。△ABC被AO线分为上下两个三角形，一般情况下，上部△ABO夹角应为下部△OBC夹角的2倍。缝线标记黏膜侧O点，此即为手术后新的内眦外侧点。

（2）内眦部皮下及内眦部结膜下浸润麻醉。

（3）切除△ABC处皮肤。

（4）自O点开始垂直向下剪开△ABC处肌肉及纤维组织，直至露出全部泪阜。

（5）自下泪点导入泪道探针至泪囊部，并暂时留置作为标识。

（6）充分松解皮下组织，切除内眦韧带上方的轮匝肌和纤维组织，暴露出内眦韧带，但不得损伤该韧带。

（7）充分止血后，用5/0尼龙线，由黏膜侧O点进针，带内眦韧带，自B点皮肤侧出针，牢固地予以结扎。

（8）用5/0丝线结节缝合上下方创口的皮肤与黏膜。如有猫耳形成，应取与创口一致方向予以修整。

（9）轻度加压包扎，7天拆除丝线，14天拆除尼龙线。

（二）改良"Z"成形术矫正内眦赘皮手术技巧

1.设计方法

（1）重睑弧形的确定，以开扇形不牵拉赘皮而定。

（2）新的内眦点的确定，以下睑缘往内延伸略偏下，重睑设计线内延伸略偏上的交叉点。

（3）上臂的确定以新内眦点出发沿重睑线方向做一曲率相似的弧形，过重的内眦赘皮上臂曲率可以略显高于重睑弧线。

（4）下臂的确定：往鼻侧牵拉赘皮，从皱襞止点向内侧画一直线，画好的下臂线在睁眼时往往看不到线条。

（5）Z瓣上臂切口线与重睑线尽量不要相连。

2.手术方法

（1）设计Z字皮瓣，Z字瓣夹角视赘皮严重程度，常规为60°。

（2）利多卡因+肾上腺素（副肾）局部麻醉。

（3）切开皮肤及部分眼轮匝肌延续部分，注意保护内眦韧带及泪小管不要损伤。

（4）交换皮瓣，修剪多余皮肤，8-0无损伤缝合线缝合。

3.术中注意以下方面

（1）Z瓣尽可能不做皮下浅层剥离，要做肌肉层剥离，因为此处皮肤较薄，在进行皮下剥离时，容易对皮肤造成创伤，而使皮肤变色，但如果因此在皮瓣下附带过多的皮下肌肉，又会因肌肉的移动而在皮肤上呈现肌肉堆积的表象。

（2）注意在下睑位置不要对泪管造成损伤。泪管的走向是从泪点垂直向下延伸2mm，再水平向内延伸，开始垂直延伸时，始终保持在表面移动，而在水平延伸时，深入到皮肤深处2mm左右，最后延伸至内眦韧带后侧，为了避免伤及泪管，一定要在剥离垂直向下延伸的部位时更加留意。

4.术后处理方式

（1）局部涂抹红霉素眼药膏。

（2）不需要包扎固定。

（3）保持局部干燥清洁，避免结痂。

（4）5天拆线。

（5）拆线后不要刺激内眦，等待自然愈合。

（三）"一"字成形术矫正内眦赘皮手术技巧

"一"字内眦赘皮矫正法适用于轻度反向型内眦赘皮或内眦赘皮合并下睑内侧倒睫患者。

手术方法如下。

（1）麻醉：局部浸润麻醉。

（2）从内眦赘皮上端距下睑缘睫毛下2mm，做斜向下睑的切口，平行延伸至下睑中央。

（3）将下睑内眦部切口上缘皮肤向鼻下方牵拉，至下睑赘皮消失，睫毛恢复正常位置，用笔标记此点。

（4）向上向外延伸做皮肤切口，在剥离皮瓣时，没有睫毛的部分做一般性剥离，在有睫毛的部分要剥离到睑板下缘完全露出的程度，不切除眼轮匝肌。

该术式远期在下睑缘切口的痕迹隐蔽，不易觉察，在操作时长臂不宜过长，否则在下睑缘的切口止点反而有较明显的"猫耳朵"，在短臂处保留部分内眦赘皮，因此对于睑裂倾斜度较大，外眦明显高于内眦者，如果不与重睑术同步进行，单纯使用本术式进行内眦开大，术后易加重外眼角上扬的感觉。下睑切开时，尽量贴近下睑缘，这样切口更加隐蔽。

五、眼睑退缩矫正术

（一）概述

1.眼睑退缩

可以双眼上下睑同时或先后发生，也可以发生在一眼或一眼的一个眼睑。

2.上睑退缩

（1）正常情况下两眼平视时，上睑缘约遮盖角膜上方2mm，上睑缘位置约相当于角膜上缘与正常脑孔缘之间。如果上睑缘高于上方角膜缘，露出上方巩膜，即为上睑退缩。临床上以通过瞳孔中央子午线上上睑退缩高度为准，可将其分为三度：

①轻度：上睑退缩1～2mm。

②中度：上睑退缩3～4mm。

③重度：上睑退缩5mm以上。

（2）上睑退缩的常见原因：

①Graves眼病，由于交感神经兴奋，Müller肌痉挛收缩所致；

②外伤或炎症后瘢痕挛缩；

③上睑下垂手术过矫。

上睑退缩即露出上方巩膜，使眼球呈突出样外观，影响外貌。同时角膜也容易发生干燥和损伤、感染，常常需要加以治疗。

（3）上睑退缩稳定3～6个月后开始治疗。最常用的手术方法有Müller肌截除术、提上睑肌止点剥离术、提上睑肌延长术。一般情况下提上睑肌每延长2mm，可矫正1mm上睑退缩。但手术均须过矫1～2mm，术后睑缘才能达到理想位置。

3.下睑退缩

（1）正常情况下，两眼平视，下睑缘刚好位于角膜下缘水平，刚好遮盖眼球下方巩膜。如果下睑缘与角膜下缘间露出巩膜即为下睑退缩。下睑退缩程度以通过瞳孔中央子午线上下方露出巩膜的毫米数表示。

（2）下睑退缩有两个常见的原因：①Graves眼病，交感神经兴奋，下睑板肌收缩所致；②各种原因所致的下睑缩肌痉挛，功能过强粘连多所致。

（3）下睑退缩的治疗主要是手术，即下睑缩肌延长术，一般情况下，下睑缩肌延长2mm，可矫正1mm下睑退缩。

（二）提上睑肌止点剥离术

1.适应证

上睑下垂手术，尤其用提上睑肌手术矫正上睑下垂发生过矫时多首选该手术。

2.操作步骤

（1）上睑皮肤下及上穹隆结膜下进行局部麻醉。

（2）上睑缘中央安置牵引缝线。

（3）利用上睑牵引缝线和眼睑拉钩翻转上睑。

（4）于中部睑板上缘上做1cm左右长，与睑板上缘平行的贯穿穹隆结膜和提上睑肌切口。

（5）用斜视钩伸入切口，将切口中已离断的提上睑肌断端向上牵拉以进行剥离。让眼睑复位，双眼平视观察一下，直至眼睑下降到所需高度，即较正常伴眼上睑高度低1mm左右。操作中注意勿穿透皮肤。

（6）睑板上缘处创口予以对合，可以不缝。也可以用5/0丝线予以连续缝合，线头引到眼睑皮肤面，5天左右予以拆除。

（7）将上睑缘中央牵引缝线向下牵拉闭合眼睑，并将其固定于下方颊部，维持2～3天。

（8）术后敷料遮盖该眼。

（三）Müller肌截除术

1.适应证

轻中度上睑退缩，尤其是Graves眼病所致上睑退缩多首选该手术。

2.操作步骤

（1）上睑皮下中央部注射少量局麻药，安置牵引缝线。

（2）上穹隆结膜下注射适量局麻药。

（3）引用牵引缝线和眼睑拉钩翻转上睑。

（4）于中部睑板上缘上做1.5cm左右长，与睑板上缘平行的结膜创口。

（5）用尖头剪仔细分离穹隆结膜与Müller肌至1.5cm高处。

（6）在睑板上缘处切断Müller肌。

（7）用湿棉签或斜视钩钝性分离Müller肌与提上睑肌腱膜，至1.5cm高处。

（8）在睑板上缘8～12mm处剪断Müller肌。可以先剪除8mm，让患者坐起，观察两上睑是否等高，如果仍退缩，可增加截除量，正常情况下Müller肌长12mm，故一般以12mm为截除量的极限值。

（9）用5/0丝线连续缝合结膜创口，两线头从眼睑皮肤面引出，5天左右拆除。

（10）将上睑缘中央牵引缝线向下牵拉闭合眼睑，并将其固定于下方颊部，维持2～3天。

（11）术后轻度加压包扎5天。

（四）前径提上睑肌延长术

1.适应证

中度、重度上睑退缩，或用提上睑肌止点剥离和Müller肌截除仍不能矫正的上睑退缩。

2.操作步骤

（1）标记重睑线。

（2）上眼睑皮下和上穹隆结膜下浸润麻醉。

（3）沿重睑线切开皮肤、皮下组织和轮匝肌，分离轮匝肌，暴露睑板和眶隔。

（4）沿睑板上缘切断提上睑肌，注意勿穿透结膜。

（5）向上游离松解提上睑肌。让患者坐起，双眼平视，观察两上睑高度是否等高，如果仍退缩，再继续游离松解提上睑肌，直至眼睑下降到所需高度，即较对侧正常伴眼上睑高度低1mm左右。

（6）铺平提上睑肌，测量游离松解后提上睑肌游离端与上睑缘之间高度、宽度和范围。

（7）取同样大小事先已制备好的异体巩膜置于上睑缘与提上睑肌游离端之间，用5/0—7/0可吸收缝线将巩膜片上侧与提上睑肌游离端缝合，巩膜片下侧与睑板上缘相缝合。

（8）5/0丝线带睑板上缘缝合皮肤创口。

（9）上睑缘中央作牵引缝线，牵拉上睑闭合眼睑，并将其固定于下方颊部，维持2~3天。

3.注意事项

（1）本节介绍用异体巩膜片做提上睑肌延长术。巩膜的制备过程如下：

①取角膜移植时用过的供眼；

②清除Tenon囊、眼外肌和视神经；

③用手指翻转巩膜壳，除去所有眼内容和葡萄膜；

④将巩膜壳浸泡于75%乙醇中，贮存在冰箱内；

⑤应用前24小时用生理盐水彻底冲洗，并更换几次溶液；

⑥应用前2小时浸泡于生理盐水抗生素溶液中；

⑦手术中再以生理盐水冲洗，并切割成所需形状。

（2）巩膜片植入以后可能发生吸收现象，慢性炎症等并发症。

最理想的材料是腭黏骨膜移植片，它为自身组织，移植后能很好愈合，不发生排斥或吸收现象，缺点是需要在口腔中取腭黏骨膜移植片，增加一个手术部位。

无巩膜片、又无条件取腭黏骨膜移植片，也可应用硅胶片进行代替。硅胶片应是柔软的，其厚度为0.1mm左右。

（五）经皮肤切口下睑缩肌延长术

1.适应证

适于下睑退缩的矫正。通过皮肤径路在下睑板下缘和下睑缩肌之间植入中间联结物，使下睑缩肌延长，下睑得以上移。

2.操作步骤

（1）下眼睑皮下和下穹隆结膜下浸润麻醉。

（2）在下睑缘内1/3与中1/3交界处，以及中1/3与外1/3交界处各安置一针牵引缝线。

（3）距下睑缘1.5mm做睑缘平行的全长切口。

（4）分离睑板前轮匝肌暴露睑板，由睑板切口向下剥离10mm左右，暴露下睑缩肌。

（5）在睑板下缘切断下睑缩肌（包括睑板肌和筋膜），暴露下穹隆结膜，但勿穿透结膜。

（6）将下睑缩肌向下推移，使下睑上移至正常高度。

（7）取异体巩膜片（也可用腭黏骨膜移植片、硅胶片或Medpor片截成所需形状和大小，放置于下睑下缘与下睑缩肌间的植床中。

一般情况下巩膜片的高度＝下睑退缩量毫米数+2mm。术中也可根据情况适度进行增减，观察下睑高度，直至满意为止。

（8）用5/0—7/0可吸收缝线将巩膜片上侧与下睑板下缘相缝合，巩膜片下侧与下睑缩肌游离端相缝合。

（9）用5/0— ~7/0可吸收性缝线间断缝合轮匝肌。

（10）用5/0丝线缝合皮肤创口。

（11）轻度加压包扎，7天拆除皮肤缝线。

（六）经结膜切口下睑缩肌延长术

1.适应证

适于下睑退缩的矫正。通过结膜径路在下睑板下缘和下睑缩肌之间植入中间联结物，使下睑缩肌延长，下睑得以上移。

2.操作步骤

（1）下眼睑皮下和下穹隆结膜下浸润麻醉。

（2）在下睑缘内1/3与中1/3交界处，以及中1/3与外1/3交界处各安置一针牵引缝线。

（3）在下睑板下缘3mm做于睑板下缘平行的全长结膜切口。

（4）分离结膜暴露睑板下缘与下睑缩肌。

（5）在睑板下缘切断下睑缩肌。

（6）将下睑缩肌向下推移，使下睑上移至正常高度。

（7）取异体巩膜片（也可用腭黏骨膜移植片、硅胶片或Medpor片）制成所需形状和大小，放置于下睑下缘与下睑缩肌间的植床中。

一般情况下巩膜片的高度＝下睑退缩量毫米数+2mm。术中也可根据情况适度进行增减，观察下睑高度，直至满意为止。

（8）用5/0—7/0可吸收缝线将巩膜片上侧与下睑板下缘相缝合，巩膜片下侧与下睑缩肌游离端相缝合。

（9）用5/0—～7/0可吸收缝线连续缝合结膜切口。

（10）轻度加压包扎4～5天。

第七章　眼眶疾病

第一节　眼眶感染性炎症

一、眼眶蜂窝织炎

眼眶蜂窝织炎是发生于眼眶软组织（如纤维组织和脂肪组织）的一种急性化脓性炎症，为眼眶特异性炎症，多由化脓性细菌感染引起，常见有金黄色葡萄球菌和溶血性链球菌，其他还有流感杆菌、厌氧链球菌、变形杆菌和大肠埃希菌等，本病属眼科急症。临床上分为眶隔前蜂窝织炎和眶深部蜂窝织炎，但有时临床上难以明确区分。眶隔前蜂窝织炎已在眼睑疾病章节阐述，本节重点阐述眶深部蜂窝织炎。

（一）临床特点

（1）眼眶蜂窝织炎可通过外伤、眶周组织炎症蔓延或由全身远端的感染灶血行播散而致，也可发生于眼眶囊肿破裂感染，儿童眶蜂窝织炎多继发于鼻窦炎。眶前部常表现急性软组织红肿、疼痛、结膜充血水肿、上睑下垂等。

（2）眶深部炎症可致眼球突出、运动障碍或固定、视力下降、传入性瞳孔神经功能障碍、视网膜静脉扩张迂曲、视网膜水肿及渗出，形成眶尖综合征（图7-1）。

（3）眶内或骨膜下可形成脓肿，触有波动感。

（4）严重的蜂窝织炎可致海绵窦血栓、化脓性脑膜炎、脑脓肿等，甚至出现昏迷、谵妄，高热、呕吐、颈部淋巴结肿大、白细胞增高等全身感染表现。

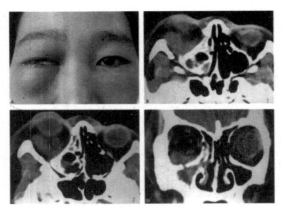

图7-1　右眶蜂窝织炎

A. 右眼球突出移位，眼睑红肿，结膜充血水肿；B、C. 横轴位CT显示右侧眶内软组织不规则密
度增高伴有筛窦炎；D. 冠状位CT显示右眼上颌窦密度增高及眶底脓肿形成

（二）影像特点

（1）B超显示：球后脂肪垫扩大，脂肪体回声不匀，光斑稀疏，筋膜囊积液，眼外肌增厚和边缘模糊。

（2）CT显示：眶内密度弥漫性增高，球后脂肪内可见斑点状或条纹状高密度影，眶内结构正常界面消失，鼻窦炎时可见鼻窦内密度增高（图9-1B.C），眶内壁骨膜下脓肿表现紧贴眶壁的类圆形、梭形密度增高影。

（3）MRI显示：脓肿T_1WI呈低信号，T_2WI高信号或不均匀信号，增强后脓腔不强化，脓腔壁强化。

（三）主要鉴别

应与眼眶横纹肌肉瘤、绿色瘤、炎性假瘤、结膜炎相鉴别。

（四）治疗及预后

全身应用广谱抗生素加适量糖皮质激素治疗，并做细菌培养和抗生素药敏试验，脓肿形成后切开引流，积极预防和治疗并发症。如无严重并发症，预后良好。

二、眶骨膜下脓肿

眶骨膜下脓肿多源于鼻窦炎所致，是感染从自然孔道或损伤骨壁达眼眶骨膜下形成脓肿，最常见的致病菌为肺炎链球菌、卡他莫拉菌、流感嗜血杆菌等。

（一）临床特点

（1）儿童比成人更常见，临床可表现急性或慢性过程。

（2）急性发病时表现眼睑红肿、眼球突出、眼球运动受限、视力下降等，骨膜下脓肿常使眼球向病变对侧突出移位，当脓肿累及眶后部时，颅神经Ⅱ、Ⅲ、Ⅳ、Ⅵ以及Ⅴ的眼支受累而造成典型的眶尖综合征。

（3）非急性发病时可缺乏眶隔前炎症或轻度眼睑充血，以眼痛、复视、视力下降为主要体征，无明显全身不适，病人常以非轴性眼球突出首诊。

（二）影像特点

（1）B超显示：眶内囊性低回声病变，呈圆形、椭圆形或扁平状。

（2）CT常显示：鼻窦炎症，表现黏膜增厚、模糊和气液平面，骨膜下脓肿表现为眶壁不同部位的新月形或半球形低密度肿块，注射对比剂后周边强化边缘更清晰，中央未强化。

（3）磁共振成像：脓肿T_1WI呈低信号，T_2WI呈高信号。

（三）主要鉴别

应与表皮样或皮样囊肿、骨膜下血肿、眼眶蜂窝织炎相鉴别。

（四）治疗及预后

全身应用广谱抗生素治疗，必要时脓肿穿刺或切开引流，预后良好。

三、眼眶真菌感染

眼眶真菌感染发病率较低，常见的真菌有毛霉菌和曲霉菌，真菌可能存在于鼻窦、上呼吸道或土壤、空气、毛孔、粪便等处，通常情况下不致病，如体质下降、免疫力降低、长期使用皮质类固醇和广谱抗菌药、白血病、糖尿病酸中毒等情况下真菌易发生侵入性感染。

（一）临床特点

病人首发症状常有鼻出血、鼻塞、头痛，当鼻窦的病变侵袭眼眶时，可出现眼球突出、运动受限、视力下降、复视等眼科症状。

（二）影像特点

鼻窦真菌感染的影像学表现呈多样性，CT可表现为窦腔病变内密度不均，部分呈低密度区，是为干酪样坏死所致的脓性病灶，部分呈点状及团块状高密度影，甚至出现钙化，尤其是曲霉菌病的增生软组织有半数以上可见斑片状强化常为较特征的表现。

（三）主要鉴别

应与眼眶蜂窝织炎、眶内脓肿、鼻窦恶性肿瘤眶侵犯等相鉴别。

（四）治疗及预后

以手术治疗为主，鼻窦充分引流结合抗真菌药治疗。及时治疗预后良好。

四、急性泪腺炎

泪腺位于泪腺窝内，受其骨性眶壁保护免遭外伤，且泪腺导管开口向下至穹隆结膜，不易自结膜囊上行感染，泪腺排泄系统周围的淋巴网状细胞对细菌及病毒感染具有一定的抵抗作用，故急性泪腺炎较少见，其感染多为细菌、病毒的局部感染、眶周炎症蔓延或全身远处化脓性病灶转移所致。少数原因不明者，一般称为原发性泪腺炎。

（一）临床特点

（1）急性泪腺炎：多发生于儿童和青年人，多为单侧发病，双侧少见。可分为眶部急性泪腺炎和睑部急性泪腺炎。

（2）眶部急性泪腺炎：表现为初期泪腺部疼痛、红肿、流泪，严重者睑缘呈S形下垂，眼球突出、睑裂闭合，结膜充血水肿，类似眶隔前蜂窝组织炎，泪腺区可扪及包块，有压痛。

（3）睑部泪腺炎：主要位于上睑外侧，表现眼睑颞侧红肿及触痛，外侧结膜局限性充血水肿，翻转上睑可暴露肿大的睑部泪腺，如不波及眶部泪腺，一般无眼球突出及活动受限。

（4）急性泪腺炎化脓后：可经皮肤或结膜自行破溃形成瘘管，有脓性物溢出，迁延不愈。

（二）影像特点

（1）CT显示：眼睑肥厚、眶部或睑部泪腺肿大的高密度影，界限欠清，和眼球常呈铸形，有时伴有外直肌肿大。

（2）MRI表现：为单侧泪腺增大，以眶缘后部腺体增大为著，T_1WI呈等信号，T_2WI信号略高，增强后强化明显。

（三）主要鉴别

应与睑板腺感染、眼睑脓肿、眼眶脓肿相鉴别。

（四）治疗及预后

全身应用抗生素联合糖皮质激素治疗，反复发作泪腺肿大者可考虑手术切除泪腺，预后良好。

五、慢性泪腺炎

慢性泪腺炎病程进展缓慢，是一种增殖性的慢性泪腺炎症，多为原发性，也可为急性泪腺炎迁延而来，容易与泪腺炎性假瘤相混淆。

（一）临床特点

慢性泪腺炎多见于中青年，该病临床进程缓慢，表现泪腺肿大或轻度压痛，颞侧上睑皮肤潮红肿胀，颞上方球结膜轻度充血。慢性泪腺炎可为急性泪腺炎的后遗症，病程可迁延数月不愈，激素治疗后减轻，但反复发作（图7-2A）。

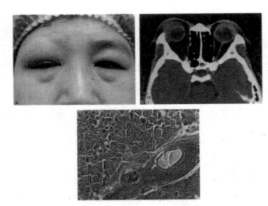

图7-2　双侧慢性泪腺炎

A. 双侧眼睑反复肿胀2个月，右侧显著，泪腺部触有疼痛肿块，边界不清；B. 轴位CT表现泪腺肿大向前移位，与眼球呈铸形；C. 经前物治疗后眼睑肿胀消退，行右侧泪腺肿物切除，术后病理诊断为慢性泪腺炎，HE×40

（二）影像特点

CT显示泪腺不规则肿大，部分呈扁平状，病变和眼球呈铸形外观，可伴有外直肌肿大，无骨质改变（图7-2B）。

（三）病理特点

泪腺组织及间质组织中有淋巴细胞等慢性炎性细胞浸润，泪腺腺泡组织结构部分破坏（图7-2）。

（四）主要鉴别

应与泪腺炎性假瘤、泪腺淋巴瘤、泪腺良性淋巴上皮病变相鉴别。

（五）治疗及预后

如反复发作不愈，可切除泪腺，预后良好。

六、急性泪囊炎

急性泪囊炎为泪囊及其周围组织的急性化脓性炎症，其致病菌为毒力强的金

黄色葡萄球菌或 β-溶血性链球菌，或者少见的白色念珠菌感染引起。多数病症从慢性泪囊炎基础上发生，少数为原发性。

（一）临床特点

（1）儿童多发生于先天性泪道下端阻塞或Hasner膜未裂开，泪液滞留于泪囊中，或先天性存在的慢性泪囊炎继发感染，表现泪囊区红、肿、热、痛，可伴有发热、脓性分泌物、眼红、淋巴结肿大，严重时可形成蜂窝织炎、泪囊脓肿，触及泪囊部有波动感，破溃排脓后炎症消退，也可形成泪囊瘘，迁延不愈。

（2）成人急性泪囊炎多为慢性泪囊炎的急性发作，女性多见。

（二）影像特点

CT检查可见高密度的眼睑及泪囊部软组织增厚，边界不清，泪囊壁扩张，囊内为低密度区。

（三）主要鉴别

新生儿急性泪囊炎应与新生儿泪囊黏液囊肿相鉴别。

（四）治疗及预后

应用广谱抗生素治疗，炎症消退后，儿童可行泪道探通治愈，成人可行鼻腔泪囊吻合术或鼻内镜下泪囊鼻腔吻合术，预后良好。

七、眼球筋膜炎

眼球筋膜炎是眼球周围筋膜囊的炎症，可单独存在，有时与后部巩膜炎并存，临床少见。可分为浆液性眼球筋膜炎和化脓性眼球筋膜炎两种，浆液性眼球筋膜炎病因不明，一般认为多为免疫性疾患波及眼部所致。

（一）临床特点

（1）浆液性眼球筋膜炎可单眼或双眼发病，发病快，表现眼部疼痛、眼睑肿胀、球结膜水肿、一般眼内多正常，严重时眼球运动受限、眼球突出和视盘视网膜水肿，视力下降。

（2）化脓性眼球筋膜炎临床表现同浆液性眼球筋膜炎，但症状较严重，多能查到原发化脓灶，炎症向后部眶组织蔓延，引起眼球突出、视力下降。脓液向前引流，积存于结膜下，可见黄白色脓点。

（二）影像特点

B超可显示水肿的后球壁与视神经的无回声区形成T征，CT表现眼环增厚，表面不光滑。

（三）主要鉴别

应与结膜炎、浅层巩膜炎相鉴别。

（四）治疗及预后

浆液性眼球筋膜炎应用糖皮质激素治疗有效，化脓性眼球筋膜炎可给予抗生素治疗，早期治疗预后良好。

第二节　眼眶囊肿

眼眶囊肿分为先天性与后天性两类：先天性眼眶囊肿与胚胎发育异常有关，代表性的有皮样和表皮样囊肿；后天性囊肿又称获得性囊肿，按病因不同（如外伤、炎症、寄生虫等）有皮脂腺囊肿、血囊肿、潴留性囊肿、植入性囊肿、浆液性囊肿、寄生虫囊肿等。

一、眼眶皮样和表皮样囊肿

眼眶皮样和表皮样囊肿是由于胚胎发育时，表皮外胚层的皮肤未能完全发育至体表，陷于中胚叶中并持续生长形成囊肿，二者的组织结构与皮肤组织类似，临床上基本属于一种疾病，诊断治疗方式相同，有些只有通过组织学才能鉴别。

（一）临床特点

（1）出生后病变即存在，部分到成人后才发现，囊肿可位于眼眶各部位，病程缓慢，儿童及青少年时期的眶缘部骨缝处多见。

（2）眶前部肿物可触及表面光滑，边界清楚，一般眼球活动不受限（图7-3）。

（3）眶缘后及眶深部囊肿可导致眼球突出移位、眼球运动受限、视神经和眼球受压视力减退，眼底出现压迫性改变。

（4）少数发生囊肿破裂、瘘管形成和感染性炎症。

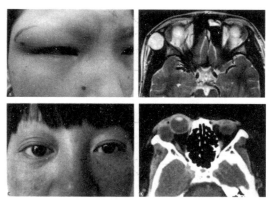

图7-3 眶皮样囊肿（眶前部）

A. 女性，15岁，右眶外缘部表皮样囊肿，局部可触及边界清楚囊性肿物；B. 横轴位T2WI显示肿物呈一致性高信号；C. 右眼球突出，可触及泪腺部囊性肿物，边界清楚；D. 横轴位CT显示肿物内呈低密度

（二）影像特点

（1）B超：因眼眶囊肿成分不同，表现各异。角化物混杂为多种回声，囊肿内为均匀一致液体则为液性暗区。

（2）CT：常见骨凹陷、骨缺损、骨嵴、与颞窝或颅内沟通形成的哑铃状改变等，部分可显示肿物内负值区或脂液平面存在，增强后囊壁强化而囊内不被造影剂强化常为皮样囊肿的特征表现。

（3）MRI：因囊肿内容物成分不同而信号各异，可为同质性或异质性信号，或呈斑驳状或均匀信号。

（三）病理特点

皮样囊肿在囊壁内除含有鳞状上皮各层外，还含有皮肤附件，如毛囊、毛发、皮脂腺、汗腺等，而表皮样囊肿仅有表皮结构，内容物为表皮角化物，不含有皮肤附件。

（四）主要鉴别

应与黏液囊肿、脑膜脑膨出、眶内脂肪瘤及海绵状血管瘤等相鉴别。

（五）治疗及预后

可手术摘除，预后良好。

二、寄生虫囊肿

发生于眼眶的囊虫病又名眼眶囊尾蚴病，病人多来自绦虫病流行地区，感染途径有内源性自体感染、外源性自体感染和外源性异体感染。病人常有眶内囊虫的占位效应和毒素刺激引起的炎症反应，表现具有眶内囊肿和炎症的双重体征。

（一）临床特点

（1）眼眶囊尾蚴病多发于儿童和青年时期，男性多于女性，多有寄生虫宿主的接触史。

（2）由于眼外肌血供丰富，多数发生于眼外肌内，尤以下直肌多见，表现肌肉软组织水肿、直肌增粗、眼球突出、运动障碍、复视及眼部疼痛。

（3）部分囊肿自发破裂，表现眶蜂窝组织炎或眼眶慢性炎症特征。

（4）结膜下或筋膜间隙囊虫部分突破结膜可自行脱落。

（二）影像特点

（1）B超显示：病变为单个边界清楚的无回声囊性病变，囊内有一强点状回声。

（2）CT表现为：边界清楚的软组织肿块，囊内为圆形低密度区，为囊液区，边界密度高，可伴有钙化。

（3）MRI表现为：囊性病变，T_1WI为低信号，T_2WI为高信号，囊壁为低信号环，肿物囊壁可轻度强化。

（三）主要鉴别

应与海绵状血管瘤、皮样或表皮样囊肿、肌炎性假瘤、眼眶蜂窝织炎等相鉴别。

（四）治疗及预后

可手术摘除寄生虫囊肿，预后良好。

三、血囊肿

眼眶血囊肿是指由于各种原因导致眶内出血，血液积存于眶内，外被机化膜包绕形成囊性肿物。造成眶内出血的原因很多，主要为自发性和外伤性两类，自发性血肿多合并有全身系统性疾病，如白血病、血友病等出血性疾病，大部分无法找到明确原因。

（一）临床特点

眶内出血发病突然，导致眶内容增加，眶压增高，常伴有眼睑及结膜下软组织内淤血。眶前部血肿可触及囊性肿物，深部血肿常引起眼球突出、运动受限、上睑下垂和其他眼功能障碍。

（二）影像特点

眶内血肿以出血时间长短和血肿位置不同而表现各异。CT显示孤立占位及浸润。MRI显示急性期出血T_1WI加权为低信号，T_2WI加权为高信号，超过7天后，T_1WI为高信号，T_2WI信号不定。

（三）主要鉴别

应与淋巴管瘤、血管畸形、横纹肌肉瘤、眶内炎性假瘤、眼眶蜂窝织炎等相鉴别。

（四）治疗及预后

视力不受影响或轻度下降的少量出血可观察，眶内急性出血明显视力障碍的应在B超引导下穿刺放血，或外眦切开，减轻眶压，如形成血囊肿应穿刺抽血或囊肿切除，除非严重出血造成的视力永久性下降，通常预后良好。

四、植入性上皮性囊肿

植入性上皮性囊肿是继发于皮肤上皮、结膜上皮或呼吸道上皮移位进入眼眶所发生的囊性肿物，常常发生在眼睑皮肤或结膜严重的穿通伤，是移位的皮肤上皮或结膜上皮植入产生上皮细胞衬里的囊肿。常见的病因为眼部外伤与各种眼科手术。

（一）临床特点

外伤后发生的植入性囊肿多数位于眼眶上部，眶间隙可触及波动感的肿块，眼球被挤压移位，运动受限。结膜下植入性囊肿可见呈透明或半透明状。

（二）病理特点

为移位的皮肤上皮或结膜上皮在眶内植入产生上皮细胞衬里的囊肿。

（三）影像特点

（1）超声显示：肿物内呈无回声暗区或液性平段。
（2）CT扫描显示：囊肿边界清楚，与玻璃体密度相似。
（3）MRI显示：囊肿T_1WI呈低信号、T_2WI呈高信号，无增强现象。

（四）主要鉴别

应与黏液囊肿和皮样囊肿相鉴别。

（五）治疗及预后

可手术完整摘除，预后良好。

五、眶内畸胎瘤

畸胎瘤为包括外胚层、中胚层和内胚层这3种胎生胚芽层组织结构的先天性肿瘤，是胚胎在发育过程中，胚芽细胞在眼眶内错位或移位生长，形成肿块。眼眶畸胎瘤少见，可为囊性，少数为实性，多为单侧发病。可原发于眶内或继发于邻近鼻窦、颅腔扩展至眼眶。

（一）临床特点

眶内畸胎瘤多在出生时即有严重的眼球突出，肿瘤随年龄进行性增长，因压迫眼球使之突出逐渐加重，甚至累及鼻窦、颅内和颞部。典型表现有睑裂增宽、眼睑肿胀，眼球活动受限、眼睑不能闭合，视力下降或丧失等。

（二）影像特点

CT显示肿物同时有囊性和实体成分，多数为不规则的具有透光的多囊性软组织肿物，边界清楚，但不均质，大部分可见囊腔内钙斑形成，也可见脂肪、移位骨甚至牙齿（图7-4）。

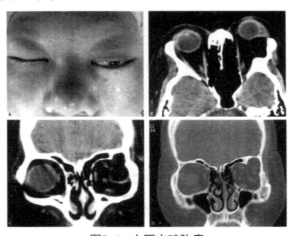

图7-4 左眶内畸胎瘤

A. 左眼突出移位，外转受限，外侧眶间隙可触及眶内深部边界不清肿物；B. CT横轴位显示球后外侧不规则低密度囊性占位，内有高密度影；C、D. 软组织及骨窗冠状位CT显示肿物内密度不均，眶壁局限性扩大，病理诊断左侧眶内畸胎瘤

（三）病理特点

组织学上瘤内含有外胚层、中胚层和内胚层3个胚层的各种组织成分，成分复杂，各组织成熟程度悬殊，排列紊乱。

（四）主要鉴别

应与脑膨出、先天性囊性眼球、眶内恶性肿瘤及转移癌、眶内血管性病变、眶内巨大肿瘤、婴儿眼眶肿瘤等相鉴别。

（五）治疗及预后

局限于眼眶的肿瘤可手术摘除，预后好。

六、黏液囊肿

黏液囊肿是原发于鼻窦的囊性病变，发病原因有原发性和继发性两类。原发性黏液囊肿来源于先天性窦口狭小窦黏膜黏液腺潴留，继发性黏液囊肿多因炎症、外伤、骨折、肿物、鼻中隔偏曲等原因阻塞鼻窦开口导致黏液积聚，形成囊肿。

（一）临床特点

不同部位来源的黏液囊肿具有不同的眼部表现特征，由于囊肿扩展导致眼球突出、移位，深部囊肿还可引起神经麻痹、视神经萎缩、视力下降、视野缺失、复视或失明。

（二）影像特点

（1）B超下表现：肿物呈类圆形或不规则占位病变，边界清楚，内回声少或缺乏，彩色多普勒在囊肿内部无彩色血流信号。

（2）CT显示：囊肿边缘可为骨性薄壳，受累窦腔密度增高，呈囊性向眶内扩张。

（3）MRI：眼眶信号强度取决于囊肿内脂质及蛋白质的含量。

（三）主要鉴别

应与脑膜脑膨出相鉴别。

（四）治疗及预后

受累鼻窦根治性囊肿应完全切除，预后良好，少数复发。

第三节　眼眶血管瘤

血管瘤在眼眶中比较常见，多数为良性。因含细胞成分不同分为两类，一类为单源性肿瘤，如血管内皮瘤、血管外皮瘤和平滑肌瘤，是由单一细胞构成的肿瘤，属于真性肿瘤；另一类为多形性肿瘤，如毛细血管瘤、海绵状血管瘤、静脉性血管瘤，是由血管的各种成分构成。

一、毛细血管瘤

毛细血管瘤由大量增生的血管内皮细胞和毛细血管构成，婴幼儿多见，又称婴幼儿血管瘤，发病率为1%～2%，可见于身体的任何部位，以头颈部多见。发病机制有遗传和基因突变学说，可分为有表层毛细血管瘤、深层毛细血管瘤及混合型毛细血管瘤3种类型，发生于眼眶的毛细血管瘤主要是深层和混合两种类型。

（一）临床特点

毛细血管瘤发展较快，眼睑表层的毛细血管瘤呈鲜红色或深红色，眼睑深层毛细血管瘤眼睑肥厚或隆起，外观呈紫蓝色，哭闹时加重，可触及边界不清软性肿物，常伴有上睑下垂。眶深部病变可使眼球突出移位（图7-5A）。

（二）病理特点

由毛细血管和血管内皮细胞构成，有时管腔较大，不规则。

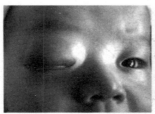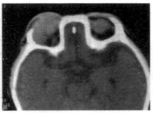

图7-5　右眶毛细血管瘤

A. 右眼上睑皮肤可透见弥漫性青紫色隆起，上睑下垂，眼球突出；

B. 横轴位CT显示肿物位于上睑深部及眶内

（三）影像特点

（1）CT：以病变范围不同表现多样，局限性病变显示边界清楚的软组织肿块或不规则状，弥漫性病变可显示肿瘤不规则、边界不清，少数可见钙化影（图7-5B）。

（2）MRI：T_1WI病变为中等信号，T_2WI为高信号，偶有表现为混杂信号。

（四）主要鉴别

应与皮样囊肿、横纹肌肉瘤、淋巴和造血系统来源肿瘤、神经纤维瘤相鉴别。

（五）治疗及预后

局限性病变有自行萎缩可能，可观察，如眼球突出或视力障碍可选择瘤内注射糖皮质激素或手术切除，预后良好。

二、海绵状血管瘤

海绵状血管瘤在组织学和血流动力学上属于低流量动脉端的错构瘤畸形，为良性非浸润性病变，生长缓慢，可发生于身体任何部位，眼眶是海绵状血管瘤的好发部位之一。

（一）临床特点

海绵状血管瘤可见于任何年龄，以中青年女性多见，发病隐匿、生长缓慢。主要表现轴性或向一侧缓慢的眼球突出，肿物表面光滑，边界清楚，病变发展可导致视力障碍。该病多为单眶单发，少数一眶多发，罕有双侧眶内发病。

（二）影像特点

（1）B超：内部回声多而强，分布均匀，轻度可压缩性，边界清楚，彩超示多数肿物缺乏血流信号。

（2）CT：肿物边界清楚，密度一致，圆形或椭圆形，有完整包膜，强化后均匀强化，少数肿瘤密度不均或不均匀强化。肌锥内肿物典型特征可见眶尖部黑三角区，少数眶尖部肿瘤缺乏眶尖黑三角，与周围软组织粘连紧密。

（3）MRI：在T_1WI上显示为中低信号，T_2WI显示为高信号，增强扫描呈灶状渐进性强化，晚期全部强化。

（三）病理特点

组织有完整的纤维包膜，组织内为静脉畸形，为大小不等、形状各异的血管窦构成，内部充满血液，管腔之间有纤维膜分隔。

（四）主要鉴别

应与神经鞘瘤、视神经胶质瘤、脑膜瘤、泪腺多形性腺瘤相鉴别。

（五）治疗及预后

多数瘤体手术摘除后预后良好，不会复发。对无症状和体征，视力良好的较小肿瘤可观察，眶尖部肿瘤或与视神经粘连的肿瘤可外侧开眶手术摘除。

三、静脉血管瘤

静脉血管瘤临床常见，又称静脉性蔓状血管瘤，有时和静脉曲张统称为静脉畸形，但它们的组织结构和血液动力学有明显不同，病变可产生两种不同的临床表现。静脉血管瘤在发病年龄、临床表现和病理组织学上均具有其独特性，是一种由不规则形的中等至大的血管，主要以静脉型血管构成的良性病变，为先天性的非扩张型眼眶血管畸形，如和淋巴管瘤伴发，则又名脉管瘤。

（一）临床特点

静脉血管瘤多见于20岁以下青少年人群，女性多于男性，可发生于眼眶的任何位置，眶前部肿物于眶间隙扪及边界欠清楚的类圆形或不规则软性肿物，皮肤呈青紫色，压迫肿物缩小。眶深部肿瘤可表现体位性眼球突出和移位，但体位变化不显著，多数为恒定性眼球突出。病变可自发出血或形成血囊肿，视神经受压会出现视力严重受损，并伴有眼球运动障碍。

（二）影像特点

（1）CT表现：为边缘不规则的软组织肿块，可呈团块状、索条状，密度大多不均匀，可被造影剂增强，多数有静脉石。

（2）MRI表现T_1中等信号，T_2为高信号，或多灶性信号不等，出血时，可依出血时间长短表现信号不均匀，或T_1WI、T_2WI均呈高信号。

（三）病理特点

由不规则形的中等至大的血管及纤维结缔组织，主要以静脉型血管构成，有时可见血栓形成及静脉石，肿瘤无包膜。

（四）主要鉴别

应与眶内静脉曲张、血肿、囊肿相鉴别。

（五）治疗及预后

治疗原则是早期手术摘除，但肿瘤较小且无症状可观察。瘤内注射平阳霉素也有效果，局限性病变治疗后预后良好，弥漫性病变术后易复发。

四、淋巴管瘤

因眶内不存在内皮衬托的淋巴管，也无淋巴滤泡和淋巴结，故眼眶发生淋巴管瘤可能是胚胎时淋巴管发生、发育异常形成的错构瘤或迷芽瘤，有时和静脉性血管瘤相伴发，在结构上可能有血管和淋巴管的双重特征，所以淋巴管瘤可包括在血管瘤的范围之内。

（一）临床特点

（1）淋巴管瘤好发于儿童及青少年，可单发或多发，大多数生长缓慢，自发性出血是这种病变的典型征象，根据病变形态有局限性和弥漫性两种类型。

（2）局限性淋巴管瘤多位于肌锥外，以眶内侧或上方多见，呈类圆形或圆形，边缘清楚，单纯性淋巴管瘤内含清亮的液体。

（3）囊状淋巴管瘤由多个大小不等的薄壁囊腔构成，临床多见（图7-6A）。

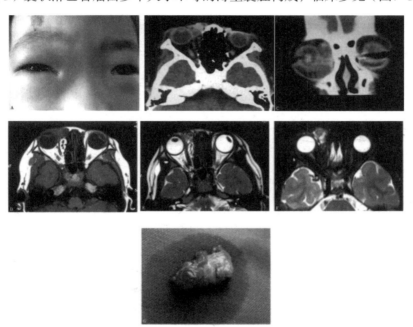

图7-6　右眶多囊性淋巴管瘤

A. 女性，4岁，右眼睑肿胀，眼球突出；B. CT横轴位显示右侧眶内不规则中等密度影；C. 冠状位CT示病变呈多囊性；D、E. 横轴位MRI示T1WI、T2WI病变呈不规则中等信号；F. 横轴位T2WI脂肪抑制图像示病变呈中高不均匀信号；G. 术后大体标本显示肿瘤呈多囊性，可见透明囊泡

（4）弥漫性淋巴管瘤表现为弥漫型不规则肿块，无包膜，边界不清，当肿瘤内出血时眼球急剧突出、眶压增高、睑裂闭合不全、结膜充血水肿。

（二）影像特点

（1）CT多数表现密度不均匀的不规则肿块，少数表现密度均匀，大多数肿块增强后为不均匀强化（图7-6B）。

（2）局限性病变MRI扫描T_1WI呈低信号，T_2呈高信号，如有亚急性出血，典型的可见液—液平面。弥漫性淋巴管瘤以出血时间不同表现不同信号特征，可呈高、中、低不同混杂信号，增强后不均匀轻中度强化（图7-6D、E、F）。

（三）病理特点

组织学由大小不等、形状各异的扩张而充满淋巴液的管腔和具有内皮的管壁构成，管腔大小和形态有毛细管状、海绵状或囊状，合并出血时充满红细胞。

（四）主要鉴别

应与血管瘤、海绵状血管瘤、静脉性血管瘤、静脉曲张相鉴别。

（五）治疗及预后

治疗方法同静脉血管瘤，如病变进展或反复出血可影响视力及外观。

五、血管内皮细胞瘤

血管内皮细胞瘤是指形态表现上介于良性血管瘤和恶性血管内皮肉瘤之间的一组血管源性肿瘤，为交界性、中间性或低度恶性肿瘤，各种年龄、性别均可发生，主要发生于婴儿和儿童。原发于眼眶的血管内皮瘤非常罕见。

（一）临床特点

血管内皮细胞瘤生长快，眼部主要发生于肌锥外间隙、结膜和眼睑等部位，形状呈椭圆形或形态不规则。该瘤呈浸润性生长，可发生全身转移。

（二）影像特点

（1）CT：呈均匀的等密度，骨质可有受压改变，少数有骨质改变。

（2）MRI：呈不均匀的略长T_1、长T_2信号影，可见信号流空影，增强后早期呈明显强化。

（三）主要鉴别

应与毛细血管瘤、血管肉瘤、横纹肌肉瘤、血管外皮细胞瘤、化学感受器瘤和异位脑膜瘤等相鉴别。

（四）治疗及预后

治疗以手术为主。恶性肿瘤预后不良。

第四节 眼眶特发性和慢性炎症

一、特发性眼眶炎性假瘤

特发性眼眶炎性假瘤是一种原因不明，可能与免疫有关的眼眶病变，因临床表现类似肿瘤，而病理组织学改变为多形性炎性细胞浸润、纤维组织增生和变性等，无肿瘤细胞，故称为炎性假瘤。它可累及眶内各种组织，单侧或双侧眼眶均可发生。因病变部位不同，缺乏特异性体征，病程发展因人而异，临床表现多样化，发病过程可呈急性、亚急性和慢性过程。

眼眶炎性假瘤依组织病理学特征分为弥漫性淋巴细胞浸润型、纤维组织增生型及混合型。

根据CT表现按受累部位不同可分为肌炎型、泪腺炎型、视神经巩膜周围炎型、弥漫性炎症型、眼眶肿块型、眶尖部炎症型等。临床上最常用的分型方法是依据炎性假瘤病变侵犯的解剖部位划分。

（一）肌炎型特发性眼眶炎性假瘤

肌炎型特发性眼眶炎性假瘤又称特发性眼外肌炎，是炎性假瘤中较为常见的一种类型，也可能伴有其他组织结构侵犯，如泪腺、视神经等。

1.临床特点

一条或多条肌肉不规则肿大，轮廓不清，肌腱和肌腹均受累，肌肉附着点明显，结膜充血、眼球运动障碍、复视是较早出现的症状，并伴有眼球转动性疼痛，病变晚期肌肉发生纤维化，可导致不同程度的眼球固定。如果多条肌肉肥大肿胀可使眶尖部组织受压，而出现眶尖综合征，引起视盘水肿与视神经萎缩。

2.影像特点

（1）B超显示：一条或多条眼外肌增粗，肌肉附着点明显。

（2）CT显示：眼外肌不规则肿大，肌腱和肌腹均受累，肌肉边缘不光滑。

（3）MRI显示：眼外肌增粗的同时，依病变程度不同信号不一，一般呈中等信号，增强后不均匀中等强化，如有肌肉纤维化，则T_2WI呈低信号。

3.主要鉴别

应与甲状腺相关眼病、颈动脉海绵窦瘘、眼外肌转移癌相鉴别。

3.治疗及预后

以糖皮质激素治疗为主，反复发作或激素治疗效果不好者可结合放疗。

（二）泪腺炎型特发性眼眶炎性假瘤

泪腺为炎性假瘤的好发部位之一，炎症可只累及泪腺（常侵及睑部泪腺），也可与眶内其他组织炎症同时存在，双侧多见。

1.临床特点

泪腺炎型特发性眼眶炎性假瘤多发生于成年人，单眼或双眼均可发病。急性或亚急性发病以上眼睑颞侧充血肿胀、泪腺部触及肿块伴有疼痛为特征（图7-7）；慢性发病常有较长的病史，眼睑轻度或无明显红肿，可伴有眼球突出及向下移位，泪腺部可触及无痛性肿物，表面光滑、不能推动。

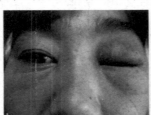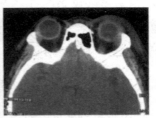

图7-7　左眼泪腺炎型特发性眼眶炎性假瘤（亚急性型）

A.左眼睑红肿，上睑下垂，泪腺部触及质硬肿块，边界不清，有触痛；

B.横轴位CT扫描显示左眼泪腺肿大，病变边界不光滑

2.影像特点

（1）B超显示：泪腺肿大，病变为扁平形，内回声较低，透声性强。

（2）CT检查：可见泪腺弥漫性肿大，外形呈扁平状、椭圆形或不规则，可与眼球呈铸形，泪腺窝骨质一般无增生及破坏。

（3）MRI显示：T_1WI为低信号，T_2WI呈中高信号；以纤维增生为主的假瘤，T_1WI和T_2WI均呈低信号。

3.病理特点

泪腺腺泡及导管周围有大量炎性细胞浸润及腺泡、腺管萎缩，出现大量纤维化。

4.主要鉴别

应与泪腺淋巴瘤、泪腺多形性腺瘤、细菌性泪腺炎相鉴别。

5.治疗及预后

应用糖皮质激素治疗，药物治疗效果不好者可手术切除，但易复发。

（三）视神经巩膜周围炎型特发性眼眶炎性假瘤

本型主要累及眼球、视神经和眼球周围，包括巩膜、眶隔结构、筋膜囊和葡萄膜。

1.临床特点

炎症累及巩膜周围的筋膜和视神经鞘膜，表现眼睑红肿，上睑下垂、结膜充血水肿，眼球轻度突出或突出不明显，常有眼眶痛及眼球转动性疼痛，视神经受累时视力下降，如葡萄膜受累，眼底可见视盘充血水肿、静脉迂曲扩张，晚期可出现视神经萎缩。

2.影像特点

（1）因筋膜囊水肿积液，并向视神经鞘膜蔓延，B超显示眼环增厚及视神经增粗，呈特征性T型征。

（2）CT表现眼环增厚，视神经增粗，巩膜及其邻近组织边界模糊，视神经与眼球连接处增粗明显，眶内脂肪有条索及点状阴影。

（3）在对比增强CT或MRI中，增强的炎性组织包绕未增强的视神经呈典型的"轨道"征，可同时伴有眼外肌增粗。

3.主要鉴别

应与视神经脑膜瘤、后部巩膜炎、眶蜂窝织炎相鉴别。

4.治疗及预后

应用糖皮质激素治疗，必要时需结合放疗。

（四）弥漫型特发性眼眶炎性假瘤

弥漫性炎症主要累及眼球周围及肌锥内外脂肪组织结构，甚至累及整个眼眶，包括眼外肌、脂肪、视神经等。

1.临床特点

整个眼眶完全性炎症浸润，眶内结构融合变得模糊不清，多数在眼眶软组织内可见有边界模糊的包块，病变可沿眶骨膜生长，向后蔓延至眶尖部，受累部位包括眼外肌及视神经，表现肌肉肥大、眼环增厚、眼睑和泪腺肿胀、视神经受压、眼球突出移位或固定，视力明显下降，同时可出现巩膜筋膜炎、视盘炎及渗出性视网膜脱离。

2.影像特点

（1）CT显示球后弥漫性密度增高，眼外肌、视神经及球后低密度的脂肪等正常组织均被高密度影遮盖，眼眶呈铸形外观，部分病例累及双侧。

（2）MRI扫描其表现不尽相同，一般T_1WI低信号或等信号，T_2WI高信号，淋巴细胞型及混合型炎性假瘤可被明显强化或中度强化。

3.主要鉴别

应与眼眶蜂窝织炎、眶内良性肿瘤、反应性淋巴样增生、恶性肿瘤相鉴别。

4.治疗及预后

炎症急性期可应用糖皮质激素治疗，慢性期可结合放疗，但治疗的敏感性差，且容易复发和进展。

（五）肿块特发性眼眶炎性假瘤

特发性眼眶炎性假瘤在临床上表现肿块型多见，由于肿物部位和大小友病变中纤维含量不同，肿块型炎性假瘤既可表现肿瘤样占位效应，又可显示浸润性眼眶改变特征。

1.临床特点

眶内炎性假瘤的病变形态表现多样化，可以呈局限性肿瘤样病变而孤立存在，或合并有泪腺、眼外肌等组织肿大。前部病变可触及边界不清的质硬肿块，外形多不规则，多数和眶壁及周围组织粘连，不被推动；深部型肿块常伴有眼球突出、运动障碍和视力下降。

2.影像特点

（1）CT显示眶内局限性高密度块影，不规则，边界清楚或不清，也可包绕眼球与之呈铸形或与眼外肌、视神经分界不清。

（2）T_2WI淋巴细胞浸润型表现为高信号，纤维硬化型表现为低信号。

3.主要鉴别

应与眶内良牲肿瘤、眶尖综合征、转移癌、鼻窦来源的继发性眶内肿瘤相鉴别。

4.治疗及预后

主要应用糖皮质激素治疗，局限性肿块可手术切除，但切除不彻底易复发。

（六）眶尖部炎症型特发性眼眶炎性假瘤

发生于眶尖部的炎性假瘤少见，因病变局限于眶尖，容易与其他眶尖部病变混淆。另外，病变部位隐匿，有时炎症表现与功能障碍不符，容易漏诊、误诊。

1.临床特点

此型炎性假瘤主要特征为眶部疼痛和眶尖部肿块，常为眼球转动性疼痛，可眼球突出或突出不明显，早期仅出现运动障碍和复视，严重时表现眶尖综合征。

2.影像特点

（1）CT显示：眶尖部密度均匀、边界不清软组织块影，常因视神经和眼外肌浸润而变得眶尖结构模糊不清。

（2）MRI扫描：肿块可呈短T_2等T_1信号，增强压脂扫描，所有炎性肿块均明显均匀性强化。

3.主要鉴别

应与眶尖综合征、转移癌、鼻窦来源的继发性眶内肿瘤相鉴别。

4.治疗及预后

主要为激素治疗，但易复发，慢性病变可发展。

二、特发性硬化性炎症

特发性硬化性炎症是一种原因不明，可能与细胞介导免疫有关的大量胶原纤维增生伴有少量炎性细胞浸润的眼眶病变，以眶内肿块和轻度慢性炎症为特点，呈大量胶原纤维增生伴有少量炎性细胞浸润。组织学特点与腹膜后纤维化类似。该病多单眼发病，双侧少见。

（一）临床特点

特发性硬化性炎症多见于中青年，多无急性炎症发病过程，进展缓慢，少数发展快，病变可单侧或双侧先后受累，受累范围可局限或呈弥漫型，后者多见，双侧发病多不对称。常见表现眼睑肿胀、眼球突出、运动障碍、眶压较高、视力下降和感觉眼眶钝痛。部分病人因眶内病变组织的变性、眼外肌纤维化收缩及眶壁破坏可导致眶腔扩大而出现眼球内陷。部分于腹膜后和纵隔合并纤维硬化。

（二）影像特点

（1）CT显示多为眶内弥漫型肿块，与眼外肌和视神经融合分界不清，可向颅内蔓延累及海绵窦或骨质破坏，视功能常遭受严重破坏。

（2）硬化型炎性假瘤因纤维组织在磁共振成像上为低信号，故纤维硬化型者MRI检查T_1低信号或等信号，T_2为低信号强度，且不被强化或仅轻度强化，有一定特异性。

（三）主要鉴别

主要应与脑膜瘤、结节病、淋巴瘤、甲状腺相关眼病等相鉴别。

（四）治疗及预后

该病治疗困难，对激素和放疗不敏感，预后差。无光感的严重眼球突出、眼眶疼痛可行眶内容摘除术。

三、痛性眼肌麻痹

痛性眼肌麻痹又称Tolosa-Hunt综合征，病因及发病机制是海绵窦、眶上裂、眶尖及其附近非特异性炎症免疫反应性或肉芽肿疾病，实际上是这些部位的一种炎性假瘤表现特征。

（一）临床特点

痛性眼肌麻痹可发生于任何年龄，青壮年及老年人多见，临床表现多样化，呈急性或亚急性起病，发病时眼眶、眶周、额部、甚至半侧或双侧头痛为主，常伴有上睑下垂、眼球运动障碍、复视、眼部或额部皮肤感觉障碍等，严重者伴恶心、呕吐。多数病人在头痛一段时间后出现颅神经麻痹特征，主要是Ⅲ、Ⅳ、Ⅵ支颅神经受累，以第Ⅲ支动眼神经受累最为多见，可合并第Ⅴ神经的眼支和上颌支损害，视神经较少受累。

（二）影像特点

（1）CT检查：有海绵窦扩大、密度增高及眶尖高密度影，可伴有眼外肌肿大。

（2）MRI检查：阳性率高于CT，能更好地显示颅底及海绵窦肿物的软组织改变。病变在T_1为等或稍长低信号，T_2显示等或稍长高信号，增强可均匀一致强化。

（三）主要鉴别

应与鼻咽癌所致的眼肌麻痹、颅内动脉瘤、眼肌麻痹性偏头痛、颈动脉海绵窦瘘等相鉴别。

（四）治疗及预后

本病可自发缓解或间断数月或数年后复发，激素治疗有效。

四、眼眶慢性炎症

（一）红斑狼疮眼眶侵犯

系统性红斑狼疮（SLE）是一种慢性、全身性的免疫介导性疾病，病因不明，可累及全身多脏器，病程迁延，病情反复发作，其眼部损害多见于眼表、视网膜、脉络膜，累及眼眶较为罕见。

1.临床特点

红斑狼疮眼眶受累时可出现急性炎症特征，类似蜂窝织炎，表现触痛、眼睑红肿、上睑下垂、结膜充血水肿；累及眼外肌可引起眼眶肌炎，出现眼球突出、运动障碍、复视；泪腺区受累可触及边界不清的泪腺肿物（图7-8）。

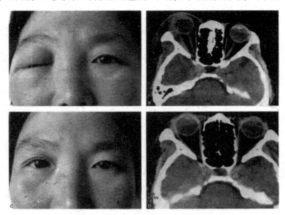

图7-8　红斑狼疮右眶侵犯（治疗前后）

A.女性，45岁，既往有红斑狼疮病史20年，近4天右眼红肿、视物不清，治疗前，颜面部潮红，右眼睑肿胀下垂，眼球突出，运动受限，结膜中度充血水肿；B.眼眶CT显示右侧眼睑软组织肿胀，泪腺肿大，外直肌增粗，同侧海绵窦增宽；C.全身激素治疗后，右侧眼睑水肿消退；D.横轴位CT示泪腺及外直肌肿大恢复正常

2.影像特点

如泪腺受累，CT可见泪腺扁平状或不规则肿大，边界不清，眼外肌受累时表现肌肉不规则肥厚（图9-8B）。

3.主要鉴别

应与甲状腺相关眼病、眶蜂窝织炎、眶内炎性假瘤相鉴别。

4.治疗及预后

应全身激素治疗，有复发倾向。

（二）眼眶异物性肉芽肿

眶内异物可致异物性感染和软组织反应增生，增生组织包裹异物或形成肉芽肿，类似眶内炎性肿瘤，这种慢性炎症往往长期持续不退。

1.临床特点

病人多数有外伤史或异物史，眶前部病变常能触及边界不清的硬结或包块，常有触痛。眶深部异物除邻近组织结构的功能障碍外，炎性肿块还可出现眶内肿物的占位效应，引起眼球突出、运动受限、甚至功能损害，严重时出现眶上裂或眶尖综合征，部分形成脓肿或瘘管。

2.影像特点

（1）金属异物CT表现：为边界清楚的高密度影，可有放射状伪影，玻璃异物一般密度在+300～+600HU，一般无放射伪影，但含金属的玻璃异物可有轻度放射状伪影。植物性或木质异物一般为负值，故CT表现为低密度影；中空植物杆内含有空气，密度显示更低；长期存留的植物性异物由于吸水以及血液和组织液浸透，可表现为较高密度影，同时周围有机化包绕，随时间延长和炎症反应的加重，呈高密度影。

（2）眶内炎性肉芽肿MRI显示：T_1WI为中等或偏低信号，T_2WI为中等或偏高信号。MRI检查对眶内非磁性异物显示优于CT。植物性异物早期T_1WI和T_2WI均为低信号影，慢性期炎性肉芽肿时T_1WI和T_2WI显示异物为中等信号。

3.治疗及预后

有感染时应全身应用抗生素治疗，眶内异物取出后预后良好。

（三）眼球后巩膜炎

眼球后巩膜炎是赤道后部及视神经巩膜周围的炎症，因病变深在常造成漏诊、误诊，多数后巩膜炎的病因不清，可能是一种免疫介导的自身免疫性疾病。

1.临床特点

多见于40岁左右女性，病人常有眼痛、头痛，但无明显眼表炎症表现，少数有不同程度结膜充血、水肿、上睑下垂等。眼底检查可有视网膜皱褶，视盘、黄斑水肿，严重的出现视网膜、脉络膜脱离、葡萄膜炎等，偶有发生眼球突出及复视。

2.影像特点

（1）B超：可见筋膜囊水肿低回声区与视神经无回声区相连，呈典型T形征。

（2）CT表现：后部巩膜局限性或弥漫性增厚，眼球壁向内受压，眼内组织边界不清，也可伴有眼外肌及视神经前段增粗。

（3）T_1WI呈低信号，T_2WI像呈中高信号。

3.主要鉴别

应与眶蜂窝织炎、眶内炎性假瘤、脉络膜黑素瘤相鉴别。

4.治疗及预后

根据病因选择治疗药物，局部应用糖皮质激素治疗，严重者可全身应用激素，治疗后效果良好。

第五节　眼眶骨折修复术

一、概述

（一）发生机制

外力直接打击眼睑、眼球和眼眶缘，导致眶壁最薄弱处或眶缘发生骨折。

按骨折所在眼眶部位分：

（1）眶壁骨折；

（2）眶缘骨折。

按骨折波及范围分：

（1）单纯性眼眶骨折；

（2）伴颅面部损伤的复合型骨折。

眼眶骨折发生机制有两种理论。

（1）液压理论：外力撞击眼眶的软组织，软组织受压使眶内压力瞬间急剧增高并作用眶壁，这种瞬间高压使眼眶中1/3最薄弱部分骨壁发生破裂，出现裂口眶内容物嵌入裂口或经裂口疝入副鼻窦。最易损伤的是眶下壁和眶内壁。

（2）坍塌理论：外力作用于眶缘，导致眶壁中1/3最薄弱处坍塌，眶壁和软组织随之受到损伤。

（二）临床表现

单纯性眼眶骨折的临床表现有以下方面。

1.眼球内陷

有时早期眶周组织水肿，眼球内陷被掩盖，不易被发现，水肿一般在2周左右消退，此时眼球内陷即明显地表现出来。眼球内陷的原因是：

（1）眶壁骨折裂开向外移位，使骨性眼眶容易扩大；

（2）眶壁骨折裂开，眶内软组织通过裂开处疝入副鼻窦，使眶内软组织减少；

（3）球后肌锥内脂肪组织受伤后坏死萎缩，肌肉、筋膜等组织受伤后瘢痕形成挛缩，使眶内软组织容量减少。

2.眼球运动障碍

眶壁破裂以后，眼肌嵌顿于破裂处或疝入副鼻窦，眼球运动即受到影响。

3.复视

眶壁破裂以后，导致眼球运动障碍，或眼球偏离原位，即出现复视。

4.眶下神经损伤

眶底骨折时，眶下神经沟损伤，骨片压迫或直接损伤眶下神经，则导致眶下神经支配区感觉迟钝。牙龈、口腔黏膜和鼻侧皮肤有麻木感。

5.泪道损伤

眶内侧壁损伤时，有时损伤泪道，出现溢泪或慢性泪囊炎临床表现。视力下降或丧失，眶尖综合征，眶上裂综合征。

当眼眶骨折波及视神经管、眶上裂时，由于直接损伤或骨片压迫，可产生该部位神经受损时相应的临床表现。

（三）诊断

（1）眼部外伤史。

（2）眼眶CT片：应双侧同时照，便于对比。应做水平位、冠状位、矢状位扫描，便于全面观察。测量眼球突出度，做眼部被动牵拉试验。

二、骨折修复术

（一）适应证

（1）大于3mm的眼球内陷或眼球移位。

（2）视觉障碍性复视持续存在。

（3）眼眶缺损大于2cm²，尤其位于下方和内侧眶壁缺损，它引起眶软组织嵌顿或疝入副鼻窦的机会最多。

（4）骨折压迫视神经或眼肌。

一经明确诊断，即应尽早手术。因为时间长了会导致瘢痕组织形成，使软组织复位更加困难。

（二）操作步骤

（1）麻醉：多个眶壁损伤或骨折波及视神经管时应该用全麻。一个眶壁损伤或骨折部位偏眶缘时可以用局麻。

（2）切口：皮肤切口选择像摘除眼眶肿瘤时切口选择一样，主要是根据损伤的部位而定。临床上应用最多的是下睑睫毛下1.5mm处平行睑缘的皮肤切口，切口的外眦端与外眦水平辅助切口相连。这个切口不仅对于修补眶下壁缺损极方便，就是眶内壁缺损的修补也照样可以进行。

（3）分离骨膜：皮肤切开以后，分离皮肤至眶下缘，沿眶下缘切开骨膜，分离骨膜，探查眶壁缺损和组织嵌顿处。如果CT片上疑有眶内壁骨折，应从此骨膜切口处向内向上分离骨膜，探查眶内壁缺损和组织嵌顿处。

（4）复位眼组织：探查到眶壁缺损和组织嵌顿处以后，先剥离嵌顿组织，直至嵌顿组织全部返回眶内，眼球运动又恢复到正常，眶壁骨折缺损处完全显露为止。清除缺损处骨片。

（5）修复眶壁缺损：测量眶壁缺损大小，取Medpor片状植入体，规格为（40×52×23）mm³，放于热生理盐水中泡软，用剪刀修剪成所需形状和大小，一般覆盖眶壁缺损时，Medpor材料应超过其缺损缘3~5mm，将Medpor材料植入眶壁缺损上。

（6）缝合：Medpor材料边缘与骨膜相缝合。如果修补眶缘而又无骨膜时，应用钛钉将Medpor材料与骨壁相固定，以防移位。分层缝合骨膜、皮下组织和皮肤。

（7）盖乙醇纱布，轻度压迫包扎4天后，改纱布遮盖，7~10天拆除皮肤缝线。

第六节　眶内容剜出术

一、概述

（一）适应证

眶内容摘除术是一种破坏性手术，手术虽然除去了眶内病变，但会给患者容貌及生活带来一定负面影响。术后的重建因涉及提上睑肌和眼外肌的运动功能，不仅存在着较大的难度，且需相当长的时间。专家们提倡疾病早期诊断和早期治疗，尽可能少做甚至不做此类破坏性手术。其适应证为：

（1）恶性肿瘤累及眼睑、眼球及部分眼眶等多个部位，单纯肿瘤摘除已不可能清除病变；

（2）眼内恶性肿瘤已穿破眼球向外蔓延者；

（3）眶内广泛受累的恶性肿瘤且对放疗不敏感者。

（二）禁忌证

恶性肿瘤已侵及眶外或视神经孔已扩大者。

（三）手术麻醉

一般在全麻下进行。

（四）术式选择

依据眼睑皮肤是否受累，主要有两种术式，即：保留眼睑皮肤的眶内容摘除术和包括眼睑皮肤的眶内容摘除术。不同的术式直接关系到术后重建手术，应慎重进行选择。

二、保留眼睑皮肤的眶内容摘除术

（一）适应证

适于眼睑皮肤健康，未受肿瘤组织侵犯的病例。

（二）操作步骤

（1）全麻下进行。

（2）行上下睑缘缝合术。

（3）距睑缘2mm，切开上下睑及内外眦一圈的眼睑皮肤，皮下分离直达眶缘。为了操作便利，有时在外眦处水平切开皮肤1.0～1.5cm。用双极电凝充分止血后再开始下一步骤操作。

（4）沿眶缘切开皮下组织、肌肉和骨膜，用骨膜剥离器向眶尖部剥离。剥离一般从颞上象限开始，在剥离鼻上象限、内外眦和眶上裂时，一般要辅以剪刀，将其粘连条索从骨壁处予以剪断。为防止出血，每一个粘连条索剪断前，应先用双极电凝器电凝。

（5）提起骨膜，从眶外侧骨膜下伸入视神经剪至眶尖部，剪断视神经，除去眶内容。此时眶尖部可能仍有少量软组织存留，如果不是肿瘤组织，可以不必清除。用湿热盐水纱布压迫止血。

（6）取真皮脂肪移植片：

①选择皮肤较厚，脂肪组织中纤维隔较多的左下腹部或大腿内侧标记一个直径2cm的圆形供区；

②局部浸润麻醉以后，先用刀片刮除供区皮肤表面，继之用10%三氯醋酸涂抹供区皮肤表面，然后用生理盐水洗净，以除去供区皮肤表皮；

③沿标记线切开皮肤；

④沿切口四周稍向外分离暴露其下脂肪；

⑤切除深筋膜上已分离的（2×2×2）cm大小真皮脂肪团，植入体积为8cm³，约有20%以上吸收率；

⑥缝合供区皮肤创口并进行包扎。

（7）将真皮脂肪移植片植入眼窝，真皮面向眼窝外。

（8）用3/0丝线缝合眼睑皮肤，在眼睑皮肤外填塞干纱布。

（9）压迫绷带包扎4天后换纱布遮盖，7天拆除皮肤缝线。

（10）3个月以后可开始眼睑和眼窝重建手术。

三、包括眼睑皮肤的眶内容摘除术

（一）适应证

适于肿瘤已侵及眼睑皮肤，眼睑皮肤无法保留的病例。

（二）操作步骤

（1）全麻下进行。

（2）行上下睑缘缝合术。

（3）沿眶缘切开皮肤、皮下组织和肌肉，切口内侧距内眦0.5cm，切口外侧在外眦外1.0cm处。用双极电凝仔细止血后方开始下一个步骤操作。

（4）沿眶缘切开骨膜，用骨膜剥离器向眶尖部剥离。与眶壁间有粘连条索应先电凝后剪断。

（5）提起骨膜，从眶外侧骨膜下伸入视神经剪至眶尖部，剪断视神经，除去眶内容。用湿热盐水纱布压迫止血。

（6）从左下腹或大腿内侧取（5×10）cm²大小中厚皮片。缝合供区皮肤并进行包扎。

（7）将皮下上用粗注射器针头刺多个小孔以利于眶内引流。

（8）将皮片铺于眶内创面上，牵平皮片以后，用3/0丝线将皮片周边与眶缘皮肤创缘缝合，多余皮片予以剪除。眶内干纱布填塞。

（9）绷带加压包扎4天，换纱布遮盖，7天拆除皮肤缝线。

（10）3个月以后开始眼睑和眼窝重建手术。

第七节　眼眶肿瘤摘除术

一、概述

（一）眼球突出分类及影像学诊断

一般认为，球后占位性病变的直径超过1cm时才可见眼球突出。引起眼球突出的原因一般分为4类。

1.耳鼻喉科疾病

眼眶毗邻上颌窦、筛窦、蝶窦和额窦，眼眶与副鼻窦常共一个很菲薄的骨壁，副鼻窦的肿瘤或炎症常累及眼眶，有时眼球突出成为患者首诊的原因。

2.颅内疾病：临床上可碰到的脑膜瘤、神经鞘瘤、神经纤维瘤病、海绵窦血栓形成或动静脉瘘，常常是眶内颅内交通或同时患病，应与神经外科医师共同进行处理。

3.格雷弗夫斯（Graves'）眼病

患者促甲状腺释放激素（TRH）、甲状腺激素（T_3）和甲状腺素（T_4）检查结果有时为阴性，但眼球突出。依据是否有眼睑退缩和眼眶CT片上直肌肥厚的特有表现可做出诊断。

4.眼眶疾病

有眼眶炎症，眼眶原发或转移性肿瘤，眶内出血等等。

眼眶疾病的诊断主要靠影像学检查，首选双侧眼眶CT检查。在CT片上眶骨和眼球及视神经、直肌显影清楚，易于鉴别病理性影像。当发现病变与正常组织混在一起，为了弄清二者关系，有时需做MRI排查，以进一步鉴别。

（二）以眼眶 CT 片结果诊断眼眶肿瘤的注意事项

1.肿瘤的大小，是否有包膜

这关系到手术或其他治疗方法的选择，有包膜者良性可能性大，无包膜者应疑为恶性或炎性假瘤。

2.肿瘤的位置

它关系到切口的选择和切口的大小，其部位采用下述方法表述。

（1）以眶外缘和耳上切迹连线为OM线，看其与OM线的距离，是在其上还是在其下。

（2）以时钟方位表示，看其相当于几时至几时位置。

（3）测定距眶缘距离，以了解其深度。

3.视神经孔是否扩大，是否与颅内交通

颅内交通肿瘤应与神经外科医师协商处理。

4.眶壁是否完整，与副鼻窦是否交通

与副鼻窦交通者原发部位可能在副鼻窦，应与耳鼻喉医师协商处理。有眶壁破坏者，应准备修复眶骨的材料和器械。

5.与视神经和眼肌的关系

包绕视神经或肌锥里生长的肿瘤，为了摘除肿瘤，可能要截除肌锥，术后患眼丧失视力，且不能运动，这一点必须告知患者和其亲属，取得共识方能手术。

（三）手术目的

（1）彻底清除肿瘤。

（2）尽可能保存眼球，保护视力，保护容貌。

（四）手术径路的选择

应根据肿瘤大小、部位，选择最易于摘除肿瘤的手术径路。

1.眶前部切开径路

适于可扪及，位于眼球赤道部前的眶肿瘤的摘除。皮肤切口可以选择以下部位。

（1）眶缘部皮肤切口：一般上部肿瘤摘除时采用，也可以做在眉毛内，术后创口较为隐蔽。

（2）上睑皮肤折痕处切口（或联合外眦部水平切口）。

（3）下睑睫毛缘下1.5mm处皮肤切口（或联合外眦部水平切口）。

（4）穹隆部结膜切口。

（5）外眦部水平切口联合结膜切口。

2.眶外壁切开径路

适于眶中部、眶外部和球后肿瘤的摘除。

3.眶内侧切开径路

适于视神经内侧肿瘤的摘除。

4.额径经颅径路

适于眶—颅交通肿瘤和眶尖部肿瘤的摘除。

（五）手术麻醉

眶前部切开径路和眶内侧切开径路一般使用局部浸润麻醉。眶外壁切开径路和额径经颅径路宜使用气管内插管全麻。

（六）手术器械

眼眶肿瘤的摘除操作兼具眼科手术和外科手术的特点，所用手术器械除了眼科常用器械以外，还应配备该手术必备的一些特殊器械。

1.常用眼科器械

眼科有齿镊、无齿镊、刀柄与刀片、缝针、缝线、持针器、纹氏血管钳、眼科直剪、弯剪、斜视钩。

2.眶外侧壁切开器械

电动微型锯、咬骨钳、平凿、骨锤、骨膜剥离器。

3.止血器械

电吸引器、双极电凝器、射频电刀。

4.摘除肿瘤器械

神经剥离器、扁桃体剥离器、组织钳、深部拉钩。

（七）术后处理

（1）是否引流依据情况而定，如创口深，术中渗血多，则需放置橡皮引流条，24小时后抽掉。

（2）眼眶手术范围大，对组织的干扰大，术后组织反应大，一般应压迫包扎4天以上，然后改纱布遮盖。这样有利于减轻水肿，创口愈合快而平整。

（3）术后需全身应用抗生素3～5天，以预防感染。

（4）眶外壁切开径路手术者，嘱勿碰撞手术侧眶外缘，因为手术中锯下的骨块复位后一般3个月左右才能愈合。

二、眶前部切开径路

（一）适应证

适于眼眶前部可以触及的肿瘤的摘除。

（二）操作步骤

1.麻醉

（1）眼睑皮下浸润麻醉。

（2）上睑加眶上神经阻滞，下睑加眶下神经阻滞。

（3）最后进行球后阻滞麻醉。球后阻滞麻醉时应避开肿瘤所在方位，例如肿瘤在下部，则应从上部进行阻滞。

2.切口

依肿瘤的大小和部位选择皮肤切口的位置和相应切口的长度，眼部为颜面部靓丽与否的重要组成部分，为了使术后手术切口隐蔽，厨师们常在上睑折痕处做切口或联合外眦部水平切口，在下睑睫毛缘下1.5mm处皮肤切口或联合外眦部水平切口。

3.暴露肿瘤

依肿瘤部位和大小，选择骨膜下或骨膜—眶内容间进入法暴露肿瘤。

（1）骨膜下进入法：于肿瘤最接近处眶缘先沿眶缘切开骨膜，用骨膜剥离器分离骨膜和骨质，达一定范围和深度后，伸入小指探查，以确定肿瘤位置，认准位置后在肿瘤对应处纵向切开骨膜，肿瘤即由切口膨出。

（2）骨膜—眶内容间进入法：打开眶隔，朝着肿瘤所在部位进行钝性分离，直至肿瘤暴露。

4.摘除肿瘤

用神经剥离器在肿瘤包膜外和正常组织间进行钝性分离。走向肿瘤的血管，应先结扎或烧灼，然后予以剪断。肿瘤包膜与正常组织间条状粘连，可用剪刀剪断。待肿瘤周围完全游离以后，即肿瘤可以充分活动时，用扁桃体剥离器剜出肿瘤。分离时应保护好眼肌。

5.止血

肿瘤剜出后，应该联合应用吸引器和双极电凝器仔细进行止血；也可根据情况用3%过氧化氢和生理盐水先后冲洗，最后填塞适当量明胶海绵止血。

6.缝合

骨膜、皮下组织和皮肤应分层进行缝合。

7.包扎

盖消毒纱布轻度压迫包扎4天，改纱布遮盖，7天左右拆除皮肤缝线。

三、结膜径路

（一）适应证

（1）结膜下肿瘤。

（2）眼球与眼肌间肿瘤。

（3）眶前部、眼球与眶壁间肿瘤。

（二）操作步骤

（1）结膜囊表面麻醉，外眦部皮下和球后浸润麻醉。

（2）做外眦部水平切开约1cm，松解眼睑张力，便于结膜切口处的暴露。

（3）在肿瘤对应部位剪开球结膜或穹隆部结膜。

（4）暴露相对应处直肌，直肌缝合固定后予以游离，直肌附着点处做牵引缝线，将眼球向对侧牵引以扩大手术野。

（5）分离并摘除肿瘤。

（6）将游离的直肌缝合到原附着点。

（7）缝合结膜和外眦切开处皮肤。

（8）涂抗生素眼膏，轻度加压包扎4天，换纱布遮盖。7天拆除皮肤及结膜缝线。

四、眶外壁切开径路

（一）适应证

眶外侧壁紧邻颞窝，此处除颞肌外，无重要神经血管组织，是进入眼眶摘除眶肿瘤的一个较理想径路。眼球赤道部以后肿瘤的摘除，原则上均可以从此径路进入。

（二）操作步骤

（1）安置外直肌牵引缝线，以备术中辨别直肌之用。

（2）做暂时性睑缘缝合，以保护角膜。

（3）切口：自外眦外1cm，相当于眶外缘处，向耳上切迹方向做3～4cm长水平切口，于水平切口眶缘端，沿眶缘再做3～4cm长弧形皮肤切口。弧形切口位置依据肿瘤位置而定。

肿瘤在眶上部者，弧形切口偏于眶上缘；肿瘤在眶下部者，弧形切口偏于眶下缘；肿瘤在眶外部和球后者，弧形切口正对眶外缘。钝性分离水平切口两边皮瓣和颞肌腱膜，暴露眶外壁骨膜。

为什么将切口做成倒ST字形？

①切口顺肌纤维方向，愈合以后创口印迹不明显。

②如果患者戴眼镜，其切口线迹刚好为镜框所遮盖。

③暴露眶外缘好，便于手术野清晰，有利于手术操作。

（4）切开骨膜

①先切开弧形切口处眶缘骨膜，并用骨膜剥离器沿眶缘向深部分离骨膜。

②接着沿眶外侧骨壁颞窝缘切开骨膜，亦用骨膜剥离器沿颞窝缘向深部分离骨膜。

③最后水平切开眶外侧壁骨壁前骨膜。

前后3次切开骨膜的切口成"H"形，用骨膜剥离器沿水平切口上下剥离骨膜，暴露眶外侧壁骨质。

（5）除去眶外侧骨壁：上方骨切口做在额颧缝上1mm处，下方骨切口应与颧弓平行。做骨切口最好用左右摆动的电锯，因其对周围组织无干扰。也可以用圆盘锯，不过圆盘锯直径不能太大。上方骨切口面宜与眶底呈45°角，下方骨切面则与眶底面平行。锯骨时眶内和颞窝内两边应用深部拉钩牵开软组织，不能让其接触锯片，造成损伤。当上下方骨切口达0.5cm以上深度时，可利用骨锤和平凿使其平整和松动，然后用咬骨钳将其左右摆动取下。取下的骨块用生理盐水浸湿的纱布包裹保护。如果切口深度不够，可用咬骨钳从前往后分步咬取骨片，逐渐加深骨创口。眶外缘靠外骨质厚，中间骨质较薄，一般易于咬取。骨面创口渗血，可涂骨蜡止血。

（6）暴露肿瘤：用小指伸入眶外缘骨创口处，触摸眶骨膜，探查肿瘤位置，在肿瘤相应部位纵行切开眶骨膜，注意避开眼部直肌，让神经剥离器从眶骨膜切口处进入眶内。寻找和暴露肿瘤。

（7）摘除肿瘤：用神经剥离器在肿瘤包膜外和正常组织间进行钝性分离。走向肿瘤的血管，应先结扎或烧灼，然后予以剪断。肿瘤包膜与正常组织间条状粘连，可以用剥离器沿肿瘤包膜一束一束地挑起，电凝，剪断。待肿瘤完全游离以后，即肿瘤可以充分活动时，用扁桃体剥离器剜出肿瘤，因为眼部的特殊性，创口不可能很大，当肿瘤很大时，肿瘤的游离常常不是在直视下而是凭手的感觉进行的，因此肿瘤的摘除，与其说是剜出，不如说是掏出。

（8）肿瘤剜出后，应该联合应用吸引器和双极电凝器仔细进行止血。也可根据情况用3%过氧化氢和生理盐水先后冲洗，最后填塞适当量明胶海绵止血。

（9）骨块复位，骨膜缝合以后，留置橡皮引流条，至24小时后抽出。

（10）分层缝合皮下组织和皮肤。轻度压迫包扎4天，改纱布遮盖，7天左右拆除皮肤缝线。

五、冠状头皮瓣下眶外壁切开径路

（一）适应证

眶外壁切开径路是摘除眼眶肿瘤的一种常用术式，但稍感不足的是眶外侧皮肤上要做切口，术后有时可见手术创口痕迹。对于不希望颜面部有丝毫伤口痕迹的人士，尤其是艺术工作者和公众人物，可选择冠状头皮瓣下眶外壁切开径路，该术将切口隐藏于发际内，不影响容貌。有额部皱纹者还可展平皮肤，起到美容效果。

（二）操作步骤

（1）剃除头发：在发际后3~4cm，从一侧耳上切迹到另一侧耳上切迹，做横过头皮的切口，切口深及帽状腱膜。切口两边出血点以血管钳夹住，暂不结扎。

（2）在帽状腱膜下向前分离头皮瓣，暴露从眶上缘到颧弓水平的眶缘。分离勿超过颧弓，以免损伤第七颅神经。

（3）切开骨膜：同眶外壁切开径路。

（4）除去眶外侧骨壁：同眶外壁切开径路。

（5）暴露肿瘤：同眶外壁切开径路。

（6）摘除肿瘤：同眶外壁切开径路。

（7）止血：同眶外壁切开径路。

（8）骨块复位后缝合骨膜和皮下组织。

（9）头皮切口两侧各留置一片橡皮引流条，24小时后抽出。除去头皮切口两边的止血钳，有额部皱纹者，铺平头皮，过剩皮肤予以切除，缝合头皮切口。

（10）盖乙醇纱布压迫包扎4天后，改纱布遮盖，7~10天拆除皮肤缝线。

六、眶内侧切开径路

（一）适应证

眶内侧切开径路，一是手术野暴露常常不很理想，二是易出血，三是存在泪道，需特别注意保护，所以不是必需情况下，一般不选择此径路手术。

视神经内侧眼球中部或前部肿瘤可选择该径路。

（二）操作步骤

（1）在内眦和鼻中线的中点稍外侧1~2mm，自眉弓起，沿内眦部眶缘弧形向下直达眶内下缘相当于鼻泪道入口部画线，切开皮肤和皮下组织。

（2）分离创口达骨壁：沿眶内缘弧形切开骨膜，沿眶内侧骨壁分离骨膜，将内眦韧带，泪囊连骨膜一起推向眼球侧。分离应在直视下进行，以防伤及视神经。暴露创口时，注意保护眼球，勿使之受到过度挤压和牵拉，以免造成眼内损伤。

（3）暴露肿瘤：同眶外壁切开径路。

（4）摘除肿瘤：同眶外壁切开径路。

（5）组织复位，缝合骨膜，安置橡皮引流条，24小时后抽出。分层缝合皮下组织和皮肤创口。

（6）盖乙醇纱布，轻度压迫包扎4天后，改纱布遮盖，7～10天拆除皮肤缝线。

七、额径经颅径路

（一）适应证

手术需打开颅腔，故常与神经外科医师合作完成。手术的危险性较其他径路手术的危险性大，一般仅限于眶—颅交通肿瘤的摘除，或眶尖部肿瘤不能通过其他途径手术者。

（二）操作步骤

（1）剃除头发：由耳上，经颅顶，至额正中，在发际内作一侧"U"形皮肤切口。或者从耳上到另一耳上横过头皮，在发际内做前额冠状皮肤切口。

（2）向前分离头皮瓣，暴露颅骨：沿颅骨切开线间钻孔，线锯锯开颅骨。颅骨切开线应尽量低些，但不要伤及额窦。颅骨片向外侧反转。

（3）将前颅窝硬膜向后推开，直达蝶骨嵴，暴露眶顶。剥离硬脑膜时勿伤及筛板。

（4）用咬骨钳除去眶顶骨质，暴露眶顶骨膜。

（5）纵行切开眶顶骨膜：如果脂肪堵塞在伤口，可以将其推开或切除一部分。

（6）寻找提上睑肌和上直肌，以缝线套住，拉向一侧，予以保护。

（7）探查发现肿瘤后，纯性分离，予以摘除。

（8）缝合眶顶骨膜：如果眶顶壁切口小，可以不作处理，如果眶顶骨壁切口大，可以用其他部位骨片或Medpor材料予以修复。

（9）颅骨片复位：缝合骨膜，留置橡皮引流条，24小时后抽出，分层缝合皮下组织和皮肤。

（10）盖乙醇纱布，轻度压迫包扎4天后，改纱布遮盖，7~10天拆除皮肤缝线。

八、手术中遇到的问题和手术并发症

（一）手术中遇到的问题

1.找不到肿瘤

有时进入眼眶以后找不到肿瘤。这可能有以下几种原因：

（1）定位错误：对肿瘤的确定在CT片上一定要注意三要素，即几点钟方位，距眶缘多深，在OM线上或线下多少毫米。

（2）静脉曲张：眼眶静脉曲张，由于体位改变或操作时挤压，使管腔排空，原有病变部位变得难以辨认了。这样的患者低头时眼球突出，仰头时眼突消失，术前注意观察或做血管造影可以明确诊断。

（3）皮样囊肿：操作中混杂渗血以后不易与正常组织区别，应洗净渗血后仔细加以鉴别。

（4）炎性假瘤：虽见不到肿块，但可以见到纤维结缔组织条索增生病灶，可以用排除法进行清扫，即辨认出眼球、视神经、眼肌、血管、泪腺、脂肪、骨膜、筋膜、结膜后将可疑组织切除，以做病理组织检查。

（5）肿瘤过小：肿瘤直径1cm左右，且位于眶尖或隐蔽部位者，有时很难发现。此种情况术前可告诉患者，定期复诊观察，不必急于手术。

2.手术时出血

手术分步进行，每一步骤完成以后仔细止血一次。分离肿瘤时有血管进入肿瘤应先结扎或烧灼，再予以剪断。术中应联合使用吸引器和双极电凝器止血。骨蜡、过氧化氢、明胶海绵这些术中应用的止血材料必须具备。渗血明显者术后置橡皮引流24小时。术后创口轻度加压包扎一般维持4天，有利于止血。

3.眼眶骨质破坏

眶顶骨质破坏应尽可能用其他部位骨片或Medpor材料予以修复。眶外侧壁、眶下壁、眶内壁小的骨质破坏，可以只做清除，大的破坏则为防眶内软组织嵌顿，应该用Medpor材料予以修复。

4.肿瘤与视神经或肌锥相粘连

术中为完全摘除肿瘤，可能要截除视神经或肌锥，这样术后就有视力丧失、眼球运动障碍的并发症。术前必须告之患者和其家属，达成共识以后方能手术。

5.眶—颅沟通肿瘤

可以分两次手术，分别摘除颅内和眶内肿瘤，也可以眼科医师和神经外科医师合作，采用额径经颅径路，一次完成手术。

（二）手术并发症

1.眼睑水肿

为手术后反应，一般2～3周消退。手术时仔细止血，术后引流24小时，轻度加压包扎4天，术后用激素3～5天，有利于减轻眼睑水肿或促进水肿早日消退。

2.上睑下垂

近期出现为眼睑水肿压迫所致，可逐渐恢复。持续存在的上睑下垂，可能损伤了提上睑肌，一般3个月后可考虑手术。

3.手术侧额部知觉麻痹

为损伤三叉神经分支所致，一般3～6个月可以恢复。

4.内斜

为外直肌麻痹所致。近期出现为水肿或渗血压迫所致，一般随水肿或渗血的消退而恢复。如果持续存在，则可能有损伤，一般3个月后可考虑手术。

5.瞳孔扩大和角膜知觉丧失

手术时损伤睫状神经所致，程度轻者可慢慢恢复。

6.眼底出血

眼球牵拉或受挤压所致，术中应保护好眼球，眼底出血可根据情况采用药物治疗或手术治疗。

7.脑脊液鼻漏

见于额径经颅径路，为筛板损伤所致，轻者可慢慢恢复，重者需手术修补。

8.假性转动性眼球突出

见于额径经颅径路，眶顶骨质除去以后，缺损较大，未进行修复所致。轻者可慢慢恢复，重者需手术修补。

参考文献

[1]石朋．甲状腺乳腺外科诊疗实践[M]．北京：科学技术文献出版社，2020.

[2]张建国．现代乳腺外科疾病诊治[M]．北京：科学技术文献出版社，2020.

[3]张忠涛，屈翔，王子函．腔镜乳腺外科手术操作要领与技巧[M]．北京：人民卫生出版社，2020.

[4]任立军．甲状腺与乳腺外科诊疗新进展[M]．上海：上海交通大学出版社，2019.

[5]黄志华．乳腺疾病外科治疗[M]．北京科学技术文献出版社，2019.

[6]黄韬．乳腺甲状腺外科手术要点难点及对策[M]．北京科学出版社，2018.

[7]邵志敏，沈镇宙，徐兵河．乳腺肿瘤学[M]．上海：复旦大学出版社，2018.

[8]胡作为．乳腺肿瘤的诊断与治疗[M]．郑州：河南科学技术出版社，2018.

[9]李文强．现代骨外科手术治疗学[M]．开封：河南大学出版社，2020.

[10]刘英男．现代骨外科显微外科学[M]．开封：河南大学出版社，2020.

[11]李玉军．骨关节外科综合治疗及进展[M]．北京：科学技术文献出版社，2019.

[12]姜军．乳腺外科临床工作手册[M]．北京中华医学电子音像出版社，2017.

[13]柏明晓．骨外科疾病诊治与关节镜应用[M]．北京：科学技术文献出版社，2018.

[14]孙伟，李子荣．关节外科诊治策略[M]．北京：科学出版社，2018.

[15]尹纪军．实用关节外科治疗学[M]．北京：科学技术文献出版社，2017.

[16]许伟华，杨述华．关节外科手术要点难点及对策[M]．北京：科学出版社，2017.

[17]张先龙，王坤正．微创人工髋、膝关节置换实用手术技术与快速康复[M]．上海：上海科学技术出版社，2019．

[18]周殿阁．全膝关节置换手术技巧[M]．天津：天津科技翻译出版有限公司，2019．

[19]邬波．人工全膝关节置换手术操作技巧[M]．沈阳：辽宁科学技术出版社，2018．

[20]王维山，尹生云，李宽新．人工关节置换基础与临床[M]．西安：西安交通大学出版社，2014．